U0189908

整合型医疗卫生服务体系研究

——以青岛市为例

宋云鹏　陈祥华　谷元强　张科翼　主编

中国海洋大学出版社

·青岛·

图书在版编目（CIP）数据

整合型医疗卫生服务体系研究：以青岛市为例 / 宋云鹏
等主编. —青岛：中国海洋大学出版社，2023.3
ISBN 978-7-5670-3455-6

Ⅰ.①整… Ⅱ.①宋… Ⅲ.①医疗卫生服务—体系
建设—研究—青岛 Ⅳ.①R199.2

中国国家版本馆CIP数据核字（2023）第043571号

整合型医疗卫生服务体系研究——以青岛市为例
ZHENGHEXING YILIAOWEISHENG FUWU TIXI YANJIU—YI QINGDAOSHI WEILI

出版发行	中国海洋大学出版社
社　　址	青岛市香港东路23号　　　　邮政编码　266071
网　　址	http://pub.ouc.edu.cn
出 版 人	刘文菁
订购电话	0532-82032573（传真）
责任编辑	王　慧
电　　话	0532-85901092
电子信箱	shirley_0325@163.com
印　　制	北京虎彩文化传播有限公司
版　　次	2023年3月第1版
印　　次	2023年3月第1次印刷
成品尺寸	170 mm×240 mm
印　　张	10.5
字　　数	186千
印　　数	1～1000
定　　价	58.00元

发现印装质量问题，请致电010-84720900，由印刷厂负责调换。

编　委　会

前言

　　建立中国特色优质高效的整合型医疗卫生服务体系，是中央实施健康中国战略的重要决策部署，是卫生健康事业高质量发展的必然要求。

　　目前，世界各国政府均致力于医疗卫生服务体系改革，但没有一个成功模式。医学特别是西医越来越专，越来越细，越来越依赖仪器检查。人民对健康和医疗服务质量高度关注，在一定程度上助推了医学科技的进步。医学科技的进步也伴随着医疗费用的迅速增长。随着人民生活水平和健康保障能力不断提高，人民对全生命周期健康服务的需求日益增长，医疗服务需求呈现多元化、多层次、差异化和个性化的特征。随着生物医学模式转变为生理—心理—社会医学模式，建设以健康为中心的连续性、整合型医疗卫生服务体系成为历史的必然。

　　卫生服务整合是国际组织倡导的卫生发展理念之一，也是许多国家卫生系统重塑的重要内容。2016年，世界卫生组织提出了整合型医疗卫生服务体系的基本框架，并将其作为实现可持续发展目标的重要全球卫生发展战略。同年，中国政府、世界银行与世界卫生组织发布联合研究报告，提出了提供"以人为本的整合型卫生服务"的建议。中国许多地方进行了积极的实践和探索。2021年，国家发展改革委、国家卫生健康委等四部门联合发布了《"十四五"优质高效医疗卫生服务体系建设实施方案》，提出"到2025年，在中央和地方共同努力下，基本建成体系完整、布局合理、分工明确、功能互补、密切协作、运行高效、富有韧性的优质高效整合型医疗卫生服务体系，重大疫情防控救治和突发公共卫生事件应对水平显著提升，国家医学中心、区域医疗中心等重大基地建设取得明显进展，全方位全周期健康服务与保障能力显著增强，中医药服务体系更加健全，努力让广大人民群众就近享有公平可及、系统连续的高质量医疗卫生服务"。

建立中国特色的整合性医疗卫生服务体系，应该坚持以人为中心，坚持从中国实际出发，根据人民的健康需求，协调医疗、预防、保健等各级各类医疗卫生机构，为人民提供优质、高效、便捷、经济、连续、有韧性、全过程、个性化的医疗卫生服务。鉴于缺乏成功模式，各地要在实践中积极探索。在体系设计上要以需求为导向，合理地配置资源，围绕人民全方位、全周期的健康需求，使各级各类医疗卫生机构的功能定位清晰、互补，不同类型、不同级别医疗卫生机构上下联动、防治结合，为人民提供全流程健康服务。服务体系应该运转高效，经济便捷，具有一定的抗风险能力，做到平急结合。

青岛市作为国际海洋城市，被列入2022年中央财政支持公立医院改革与高质量发展示范项目名单，在公立医院改革中做了许多有益的探索。本书撰写团队在全面梳理国内外先进经验的基础上，系统阐述了整合型医疗卫生服务体系的背景、意义、内涵、理论基础、存在的问题及原因；在深入剖析青岛市改革实践的基础上，从医疗卫生资源统筹配置、医疗联合体（简称"医联体"）和医疗服务共同体（简称"医共体"）建设、公共卫生服务体系建设、医防融合机制创新、增强基层卫生治理效能、建立现代医院管理制度、构建多元化医养结合服务供给体系等方面，论述了整合型医疗卫生服务体系的实现路径、总体目标以及支撑保障条件。

本书对推进公立医院高质量发展、构建本土化优质高效的整合型医疗卫生服务体系具有很好的实际借鉴意义。

陈祥华

2022年11月于青岛

第一章
整合型医疗卫生服务体系的背景及意义 /001

第一节 整合型医疗卫生服务体系的发展背景 /001

第二节 构建整合型医疗卫生服务体系的意义 /004

第二章
整合型医疗卫生服务体系的内涵及理论基础 /008

第一节 整合型医疗卫生服务体系的内涵和理论框架 /008

第二节 整合型医疗卫生服务体系的理论基础 /011

第三节 研究方法 /016

第三章
国内外实践经验总结 /019

第一节 整合型医疗卫生服务体系的国内探索 /019

第二节 整合型医疗卫生服务体系的国际经验 /040

第三节 青岛整合型医疗卫生服务体系建设案例 /046

第四章
整合型医疗卫生服务体系的实践与探索——以青岛市为例 /061

第一节 整合型医疗卫生服务体系构建 /061

第二节 整合型医疗卫生服务支撑体系建设 /083

第五章
整合型医疗卫生服务体系的问题　/093

　　第一节　整合型医疗卫生服务体系构建的问题　/093

　　第二节　整合型医疗卫生服务支撑体系的问题　/109

　　第三节　对整合型医疗卫生服务体系中问题原因的分析　/114

第六章
整合型医疗卫生服务体系的实现路径　/122

　　第一节　构建优质高效的整合型医疗卫生服务体系　/122

　　第二节　构建优质高效的整合型医疗卫生服务支撑保障体系　/137

附录一
整合型医疗卫生服务体系评价指标体系　/146
附录二
公立医院高质量发展指标体系构建　/153

第一章
整合型医疗卫生服务体系的背景及意义

第一节　整合型医疗卫生服务体系的发展背景

　　2016年，中国政府、世界银行与世界卫生组织发布联合研究报告，提出了提供"以人为本的整合型卫生服务"的建议。中国许多地方进行了积极的实践和探索。同年，中共中央、国务院印发的《"健康中国2030"规划纲要》提出，人人享有基本医疗卫生服务是健康中国的战略目标之一，并要求到2030年全面建立优质高效的整合型医疗卫生服务体系。习近平在2016年全国卫生与健康大会上指出，要把人民健康放在优先发展的战略地位。推进卫生和健康事业发展是关系我国现代化建设全局的重大战略任务。2017年，党的十九大报告提出全面建立中国特色基本医疗卫生制度、医疗保障制度和优质高效的医疗卫生服务体系，指出人民健康是民族昌盛和国家富强的重要标志。2018年，国务院办公厅印发的《深化医药卫生体制改革2018年下半年重点工作任务》中提出要建立优质高效的医疗卫生服务体系，其中的一项任务是研究提出整合型服务体系框架和政策措施，促进预防、治疗、康复服务相结合。2021年，《"十四五"优质高效医疗卫生服务体系建设实施方案》提出，到2025年，基本建成体系完整、布局合理、分工明确、功能互补、密切协作、运行高效、富有韧性的优质高效整合型医疗卫生服务体系。

　　上述政策文件对我国医疗卫生服务体系建设提出了更高的要求，这些要求也是现在和今后全面深化医疗体制改革（简称"医改"）的重要内容。在实施健康中国战略和深化医改的时代背景下，如何构建具有中国特色的优质高效医疗卫生服务体系值得我们思考和探讨。2020年6月2日，习近平在北京主持专家学者座谈会时指出，在实现"两个一百年"奋斗目标的历史进程中，发展卫生健康事业始终处于基础性地位，同国家整体战略紧密衔接，发挥着重要支撑作用。随着健康中国建设的不断推进，将健康融入所有政策的理念在各领域、各部门不断强化，全生命周期健康管理理念逐步贯穿城市规划、建设、管理全过程。

一、整合型医疗卫生服务体系是实现健康中国战略的决策部署

党的十九大做出"实施健康中国战略"的重大决策，将维护人民健康提升到国家战略的高度。《"健康中国2030"规划纲要》提出普及健康生活、优化健康服务、完善健康保障、建设健康环境、发展健康产业的要求，把健康城市和健康村镇建设作为推进健康中国建设的重要抓手。依据世界卫生组织的概念，健康城市是健康社会、健康人群、健康环境有机结合的整体。健康城市建设以人的健康发展为最终目标，通过城市建设的各种手段促进居民成为拥有健康体魄、积极心态和健康行为的人群。健康城市建设秉持大健康理念，其内容不仅包含基本医疗健康服务，还涵盖与居民健康息息相关的一般公共服务和城市环境系统，如食品安全、污染防治、道路交通系统。健康城市的内涵中最重要的是健康人群。人是城市发展的主体，健康城市发展的最终目的是实现人的健康，健康城市的规划、建设、运行和管理都需要全面贯彻"以人的健康为中心"的原则。健康城市建设的重要内容除了促进环境、社会健康外，还包括提供全面的健康管理服务。城市生态环境发生变化，人口结构和疾病谱发生变化，因此需要改变以前碎片化、割裂的健康管理模式，在区域内形成一个整合的健康服务系统，使生活在健康城市里的人群从出生到离世都能得到系统的、连续性的卫生保健服务。进行健康城市建设，要根据整个环境、全生命周期来考虑方法，从"医疗"转向"健康"，从"治病"转向"防病"。这就需要医疗服务体系的整合：在服务方式上，打造闭环服务网络，确保服务环节上的衔接性与连续性；在服务内容上，为患者提供全疾病周期的管理，为居民提供全生命周期的健康照护。

二、整合型医疗卫生服务体系是卫生健康事业高质量发展的必然要求

建立中国特色优质高效的整合型医疗卫生服务体系，是党的十九大做出的关于实施健康中国战略的重要决策部署，是卫生健康事业高质量发展的必然要求。纵观国际医疗卫生体制改革的发展趋势，世界各国政府均致力于改革医疗卫生服务体系，不断提高医疗卫生服务体系资源整合能力。在我国，以人为本的整合型医疗卫生服务体系建设实践是以深化医药卫生体制改革为背景的，医改相关四大体系（公共卫生服务体系、医疗服务体系、医疗保障体系、药品供应保障体系）

和相关制度不断建立健全，改革从单项的制度建设走向制度整合，出现了以医联体为代表的一系列服务整合实践。随着人民生活水平和健康保障能力不断提高，人民对全生命周期健康服务的需求日益增长，医疗服务需求呈现多元化、多层次、差异化和个性化的特征。一方面，医疗服务需求从传统的单纯治疗疾病向预防、医疗、保健、康复等全方位拓展；另一方面，医疗服务需求层次不断提升，从基础服务向特需服务和个性化服务方向转变。目前的医疗卫生服务体系难以满足人民群众全方位、全生命周期、多样化、多层次、个性化的医疗服务需求，而整合型医疗卫生服务体系的构建有助于规范就医流程，推动实现患者有序、分级就医，为人民群众提供连续的、整体的服务，提高医疗卫生服务体系的整体运行效率。整合型医疗卫生服务体系的建立，对于满足人民群众的健康需求具有重要的意义。

三、建设整合型医疗卫生服务体系成为共识

随着经济的发展和社会、科技的不断进步，我国社会主要矛盾已经转化为人民日益增长的美好生活需要和不平衡不充分的发展之间的矛盾。相关研究表明，世界各国的卫生费用呈现不断增长的趋势，但如何将有限的人力、物力、财力投入医疗卫生领域，对有限的资源进行合理配置和有效布局，建立优化的医疗卫生服务体系，使其发挥最大效益，是世界各国面临的普遍问题。[①]卫生健康领域发展不平衡、不充分，是我国亟须构建整合型医疗卫生服务体系的根本原因之一。[②]近年来，青岛市大力推进健康青岛建设，青岛市医疗卫生服务体系进一步健全，居民健康水平持续提高。2020年，青岛市人均预期寿命达到81.51岁，婴儿死亡率和孕产妇死亡率分别下降至0.167%、4.26/10万，居民主要健康指标达到全球高收入国家的平均水平。青岛市卫生总费用中个人卫生支出占比降至22.97%。医疗卫生资源总量持续增加，每千人口医疗卫生机构床位数、执业（助理）医师数和注册护士数分别达到6.4张、3.94人和4.25人，比2015年分别增加1.1张、0.97人和1.13人。尽管取得了显著成效，青岛市卫生健康改革发展仍与城市战略定位不相适应，在区域辐射效应、全国影响力、科技创新和产业变革能力等方面存在较为明显的短板，优质医疗卫生资源不足、医疗资源结构与布局不合理、服务体系碎片化等问题依然突出。医疗卫生服务体系倒金字塔型的配置状况还未有效改

① 刘丹. 医疗服务体系资源整合促进策略研究［D］. 武汉：华中科技大学，2014.

② 梁万年. 构建整合型医疗卫生服务体系［J］. 中国卫生，2021（8）：48-49.

变，各级医疗卫生机构的功能定位还未完全落实，分工协作机制还未有效建立，以健康为中心的分工协作机制尚未形成，这些与中央和山东省的要求、先进城市的要求、青岛的新发展定位相比还有较大差距。在这种情况下，人民群众获得连续的、整体的、具备成本效益的服务存在一定困难，医疗卫生服务体系的整体运行效率也不高。要解决以上问题，很重要的一个途径就是对医疗卫生服务体系进行整合。建设"以人为本"的整合型医疗卫生服务体系成为共识，并成为解决问题、实现目标的重要途径。

为进一步推动青岛市整合型医疗卫生服务体系建设，本书借鉴国外、国内经验，立足青岛实际，以问题为核心，以健康为根本，提出思考，为构建整合型医疗卫生服务体系提出启示和建议。主要从四个方面开展调查研究：第一，在梳理国外、国内权威研究报告、政策文件、专著和期刊文献的基础上，厘清整合型医疗卫生服务体系的政策背景、内涵，提炼和说明构建整合型医疗卫生服务体系的整体理论框架；第二，梳理国外、国内整合型医疗卫生服务体系的先进经验，汇总可借鉴的经验；第三，根据较为成熟的理论框架和指标体系，从服务体系、支撑体系、服务利用和服务结果等方面系统评价青岛市整合型医疗卫生服务体系的基线水平；第四，基于评估结果，同相关人员和专家等开展焦点小组讨论和深度访谈，分析青岛市构建整合型医疗卫生服务体系面对的主要问题和这些问题的原因，并提出建议。

第二节　构建整合型医疗卫生服务体系的意义

一、有利于全方位、全周期、全过程健康管理模式的实现

随着人口老龄化速度加快，慢性病负担加重，医疗费用不断攀升，各国普遍更为关注医疗卫生资源投入的有效性，即用更低的成本实现以健康为导向的卫生覆盖。在这样的背景下，建设以人为本的整合型医疗卫生服务体系成为国际医疗卫生服务体系改革的主要趋势和共识。2015年，世界卫生组织提出了以人为本的医疗卫生服务概念。以人为本的服务是让患者、患者的家属和患者所在社区共同参与诊疗服务，居民是医疗卫生服务的受益人，也是参与者，他们对服务体系充满信任，服务体系也能够以人性化、一体化的方式，根据居民的需要和偏好提供

服务。在以人为本的医疗卫生服务基础上，形成了整合型医疗卫生服务体系的基本框架，并将其作为实现可持续发展目标的重要全球卫生发展战略。[①]

二、有利于推进医疗资源提质扩容和区域均衡布局

新医改以来，我国更加注重医疗资源的合理配置和有效利用，推动医疗资源的扩容与均衡布局。整合型医疗卫生服务体系的建设，就是对医疗资源的有效整合和优化，最大限度地发挥整个体系的综合效益。2021年7月，国家发展改革委等四部门联合发布了《"十四五"优质高效医疗卫生服务体系建设实施方案》，提出加快构建强大公共卫生体系，推动优质医疗资源扩容和区域均衡布局，提高全方位全周期健康服务与保障能力，重点支持公立医院高质量发展等具体要求。2021年9月，青岛市人民政府办公厅印发《青岛市"十四五"卫生健康发展规划》，提出实施新一轮医疗服务能力"攀登计划"，强化优质医疗资源的带动、辐射作用，加快建设一批医疗卫生重点项目，推进优质医疗资源均衡布局。何为整合？整合的实质是不同层级的医院突破边界，为降低各类资源成本，寻求最佳的资源组合，通过拓展可利用的资源空间来修正资源约束条件，实现资源从狭义向广义、从外部向内部的转变。医疗卫生服务体系整合是医疗卫生服务体系实现从无序到有序、从低级到高级演化的重要途径。在一定的区域环境中，医疗卫生服务体系整合以不同层级的医院为主导，根据医疗卫生服务体系的内生逻辑，促进不同层级的医院间相互合作，实现资源的优化配置。[②]一些地区对整合型医疗卫生服务体系的构建进行了实践性探索，在探索中也取得了一定的经验和成效。还存在一些不足，仍然存在医联体联而不通、公立医院单体扩张、区域卫生信息互联互通不畅通等问题。整合型医疗卫生服务体系构建对于实现医联体、区域卫生信息由表及里的联通，对于合理控制公立医院单体扩张尤为必要。

三、有利于加快构建分级诊疗服务格局

分级诊疗制度是中国特色基本医疗卫生制度的重要组成部分，是解决群众看病就医问题的重要抓手，对于促进卫生健康事业长远发展、提高人民健康水平具有重要意义。构建整合型医疗卫生服务体系，为实现分级诊疗和双向转诊提供了

① 世界银行，世界卫生组织. 深化中国医药卫生体制改革：建设基于价值的优质服务提供体系 [M]. 北京：中国财政经济出版社，2019.

② 周绿林. 整合型医疗卫生服务体系的优化路径 [EB/OL]. [2018-03-12]. http://photo.china.com.cn/2018-03/12/content_50700306.htm.

很好的组织框架。新医改以来，党中央、国务院高度重视分级诊疗制度的建设工作，印发《关于推进分级诊疗制度建设的指导意见》（国办发〔2015〕70号）等文件。习近平在2016年8月的全国卫生与健康大会上明确强调，要着力推进基本医疗卫生制度建设，努力在分级诊疗制度、现代医院管理制度、全民医保制度、药品供应保障制度、综合监管制度5项基本医疗卫生制度建设上取得突破。青岛市积极贯彻党中央、国务院的工作部署，大力推进分级诊疗工作，青岛市内四区规划布局13个城市医联体网格，6个涉农区（市）全部纳入全国紧密型县域医共体建设试点。但是，青岛市分级诊疗工作尚未达到国家的要求，也未完成既定任务，居民无序就诊的情况普遍，医疗资源分布不均衡问题突出，城市医院虹吸效应明显，基层力量薄弱，高水平医务人员缺乏，人民群众的医疗需求尚不能得到满足。而完善分级诊疗制度也是整合型医疗卫生服务体系建设的关键环节。构建整合型医疗卫生服务体系，引导医疗卫生工作重心下移、资源下沉，把分级诊疗制度建立起来，是满足人民群众看病就医需求的治本之策。让大多数健康问题在基层得到解决，增强便捷性，让患者能够在适宜的时间、适宜的地点获得适宜的医疗服务，不仅有效控制医疗费用，确保医疗服务体系高效，还能够让人民群众有更多健康服务"获得感"[①]，有助于维护医疗服务的完整性、连续性、便利化。

四、有利于推动公立医院高质量发展

随着公立医院高质量发展，优质高效的医疗卫生服务体系的建设对我国医院的发展提出了很高的要求。我国经济从高速增长阶段转向高质量发展阶段，公立医院改革和高质量发展是当前和今后一段时期经济工作的重要内容，是新时代经济发展的必然选择。党的十九大报告提出实施健康中国战略，全面建立中国特色基本医疗卫生制度、医疗保障制度和优质高效的医疗卫生服务体系。这要求医院必须建立优质高效的服务体系，提供优质高效的医疗服务。2021年，国务院办公厅印发《关于推动公立医院高质量发展的意见》（国办发〔2021〕18号），明确了建立健全现代医院管理制度的目标，需要均衡规划区域医疗卫生资源，建立城

---

① 马伟杭.优化医疗资源配置，加快建设分级诊疗制度：基于浙江"双下沉、两提升"工作的实践与研究［J］.社会治理，2018（1）：67-74.

市医疗集团等类型的整合型医疗卫生服务体系①，指出要力争通过5年的努力，使公立医院发展方式从规模扩张转向提质增效，运行模式从粗放管理转向精细化管理，资源配置从注重物质要素转向更加注重人才技术要素，为更好地提供优质高效的医疗卫生服务、防范化解重大疫情和突发公共卫生风险、建设健康中国提供有力支撑。在中国整个医疗卫生服务体系的改革和发展中，要解决"单体医院的效率很高，但医院体系效率低下"的问题，需要成立医联体和医疗集团。而整合型、以人为本的医疗卫生服务体系的建设是当前的重点。②公立医院高质量发展是深化医改的重点和难点，也是整合型医疗卫生服务体系建设的重要一环，直接关系解决"看病难、看病贵"问题的成效，深刻影响人民群众的获得感、幸福感、安全感。整合型医疗卫生服务体系建设对于带动公立医院高质量发展具有重要意义，城市医疗集团、县域医共体等整合型组织模式、运行机制和绩效考评机制能够产生公立医院高质量发展的内生动力，带动实现公立医院高质量发展。③

---

① 张竞文，管仲军. 完善公立医院管理体系　以创新引领医院高质量发展［J］. 中国医院，2022，26（2）：19-20.

② 梁万年. 医院的挑战与未来［J］. 中国医学人文，2021，7（12）：28-30.

③ 杨刘军，才让，王虎峰. 城市医疗集团带动公立医院高质量发展案例研究［J］. 中国医院管理，2022，42（5）：12-15.

第二章
整合型医疗卫生服务体系的内涵及理论基础

第一节 整合型医疗卫生服务体系的内涵和理论框架

一、整合型医疗卫生服务体系的内涵

2015年，世界卫生组织发布的《以人为本整合型医疗卫生服务全球战略报告》中，明确将医疗卫生服务整合定义为"以患者为中心，将包括健康促进、疾病预防、治疗和临终等在内的各种医疗卫生服务的管理和服务提供整合在一起，根据健康需要，协调各级各类医疗卫生机构为人群提供终生连续的服务"。①

医疗卫生服务体系是医疗卫生的载体，是具有医疗卫生服务这种特定功能的有机整体。何为优质高效？"优质"主要是指服务的技术水平和人性化程度高，能让人民群众更方便地看病、更舒心地看病；"高效"主要是指宏观层面体系资源配置的效率更高和微观层面机构管理运行的效率更高。整合型医疗卫生服务主要是指根据人民群众健康的需要，将健康促进、疾病预防、诊断治疗、康复护理、临终关怀等多种医疗卫生服务及其管理整合在一起，协调各级各类医疗卫生机构为人民群众提供终身、连贯的服务。要实现这些要求，就必须大力推进供给侧结构性改革，建立优质高效整合型医疗卫生服务体系，也就是在需求侧围绕人民群众全生命周期的健康需要，在供给侧以预防为主，以基层为重点，以系统整合为路径，将健康促进、疾病预防、治疗、康复护理、临终关怀等生命全链条的服务整合起来，形成系统完备、布局合理、分工明确、功能互补、连续协同、运行高

---

① WHO. Global strategy on people-centred and integrated health services [R]. Geneva: WHO, 2015.

效、富有韧性的整合型医疗卫生服务体系。①

二、整合型医疗卫生服务体系理论框架

世界卫生组织提出以患者为中心的整合型医疗卫生服务体系后，我国各地进行了不同程度的探索，安徽、浙江、上海等地均形成了很好的经验。学术界不断研究，逐渐完善整合型医疗卫生服务体系的理论框架，基本上形成了宏观、中观、微观三个层面的理论框架。在实施路径上，既可以自下而上探索，即从整合程度较低到整合程度较高逐步实施；又可以自上而下推进，即先完成制度整合，然后完成机构与人员整合。国内比较成熟的理论框架包括上海市卫生和健康发展研究中心团队和北京大学中国卫生发展研究中心团队提出的理论框架。

（一）上海市卫生和健康发展研究中心团队提出的整合型医疗卫生服务体系理论框架②

整合型医疗卫生服务体系分为宏观、中观、微观三个层面，要有效引导需方的诊疗行为，要有序整合供方的服务提供。

对需方来说，要建立基于需求、以健康结果为导向的服务体系。首先，根据不同程度的健康风险，按照不同类别人员的实际需求，提供差异化服务。其次，按照实际需求，合理提供疾病预防、治疗、康复、安宁疗护服务。再次，建立服务人员的健康状况分布、临床效果评估体系。

从供方来看，整合型医疗卫生服务体系可分为部门整合、机构整合与服务整合三个层次。

部门整合：为卫生服务筹资体系和部门间的协作与整合，将各部门之间的资金拨付、服务管制或服务提供的合作制度化。

机构整合：即资源整合，横向整合是不同类型医疗卫生服务的资源整合，纵向整合是级别、服务水平不同的机构整合。

服务整合：是需求驱动下服务意识提高和服务模式变革下产生新实践方式，分为临床服务整合与支持功能整合两个部分。

---

① 中国政府网. 建立中国特色优质高效的整合型医疗卫生服务体系［EB/OL］.［2022-07-08］. http://www.gov.cn/xinwen/2021-07/08/content_5623638.html.

② 金春林，李芬. 整合型医疗卫生服务：实施路径与中国实践［M］. 北京：科学出版社，2020：113-115.

（二）北京大学中国卫生发展研究中心团队提出的整合型医疗卫生服务体系理论框架

以人为本整合型医疗卫生服务体系是指以人的健康为中心，以健康需要为导向，依靠组织管理创新和运行机制转变，以预防为主，以基层卫生为核心开展医疗卫生服务工作，通过人员、机构和制度整合，建立上下联动、横向贯通、无缝衔接的整合型医疗卫生服务体系，公平提供医、防、康、护、养融合的全方位、全周期的健康服务，提高居民满意度，降低医药费用，提高健康水平。

建设以人为本整合型医疗卫生服务体系，要坚持一个"中心"、两个"基本"、三个"整合"、四个"支撑"，共称"十大原则"。为将原则有效落实，将其各构成部分转化为可测量的指标和具体的行动方向，分为四个维度。第一维度为"优质高效医疗卫生服务体系"，需要坚持一个中心——"以人为本"，坚持两大原则——"预防为主"和"基层为核"，需要通过人员、机构和制度整合实现"整合连续"的医疗卫生服务提供，服务提供要"质量优先"。第二维度为"支撑体系"，需要通过"筹资""人力""信息"和"管理体系"的建设支撑以人为本整合型医疗卫生服务体系。第三维度，通过"支撑体系"构建的"优质高效医疗卫生服务体系"要让人民群众获得优质、有效、连续的医疗卫生服务，人民群众感受到的医疗卫生服务应该具有"风险控制、预防为主""基层为核、整合连续""以人为本""质量优先"的特点。第四维度，通过提供具有以上特点的医疗卫生服务，最终提高人民群众的"健康水平"，提高"满意度"，实现"健康公平""风险保护"。

北京大学中国卫生发展研究中心团队提出的整合型医疗卫生服务体系理论框架，梳理了国内外经验，构建了以人为本整合型医疗卫生服务体系的四个维度指标体系，为各地开展体系评估提供了直接的工具和抓手。可以根据该模型的评价结果，对比国家、山东省的要求及各地的先进经验进行分析，找出当前青岛市构建整合型医疗卫生服务体系的问题。

（三）个体需求侧角度全生命周期健康服务的理论框架

国内比较成熟的理论框架基本从供给侧角度进行设计，构建整合型医疗卫生服务体系的基础是以人为本，最终目的是提高居民健康水平。本书从个体需求侧角度，梳理个人从出生到死亡所需要的全生命周期服务，对比服务提供现状，探索构建整合型医疗卫生服务体系的路径和措施。

1.对于健康人群的健康服务需求

在妇女怀孕、婴儿出生阶段，需要开展孕产妇健康管理、出生缺陷筛查、计划免疫等服务。在0～6岁儿童阶段，开展0～6岁儿童健康管理服务。在学龄阶段，开展健康体检、计划免疫、预防接种等服务。在成人阶段，开展健康体检服务。在老年人阶段，开展65岁及以上老年人健康体检、免费接种肺炎球菌疫苗等服务。

2. 对于高危人群的健康服务需求

开展疾病监测、预警、筛查服务，针对高血压、糖尿病等重点慢性病做好机会性筛查，控制慢性病的危险因素，做好健康促进和健康管理服务，实施个性化分类高危个体干预。

3. 对于患病人群的健康服务需求

医疗机构为患病人群提供诊疗服务、转诊服务等。

从个体需求侧角度可以清晰地看出，对于健康人群，目前的基本公共卫生项目可以满足其全生命周期健康服务需求，要全力推进基本公共卫生服务均等化。从个体需求侧角度设计的框架是对从供给侧角度设计的理论框架的有效补充，更加关注健康人群向疾病高危人群及患病人群的转变，更加体现"预防为主、关口前移"的工作方针。

第二节　整合型医疗卫生服务体系的理论基础

一、系统理论

系统是由若干相互关联、相互作用的要素组成的具有一定结构和功能的有机整体。结构是系统内部各元素之间相互联系及组合排列的方式。一个元素活动与变化影响到另一个元素活动与变化的结构关系为耦合。功能是系统与外部环境相互作用、相互联系所产生的效应和能力。系统的功能与结构密切相关：结构是功能的基础，决定功能的发挥；功能是结构的外部表现，反作用于结构，制约着结构的组成与变化。系统的基本属性包括：① 整体性，即系统由要素构成，每个要素具有独特的结构和功能，当要素以一定方式组织起来构成整体时，就具有了要素所不具有的新功能。此时，系统的功能大于各要素功能的总和。② 目的性，即每个系统有明确的目的，建立系统结构不是盲目的，而是根据系统的目的和功能的需要，设立子系统并建立相互间的联系。③ 相关性和层次性，即系统各要素间既相互独立又相互制约，某要素的性质或行为发生变化，会引起其他要素甚至系统整体的性质或行为发生变化。不同要素的层次不同，其影响力亦不同，有的要素对其他要素有更大的影响甚至起支配或主导作用。

医疗卫生服务体系是一个典型的系统，内部有医疗、医保、医药等要素，有政府部门、医疗机构、医药企业、患者等参与，形成一定的结构，为人民群众提供医疗健康服务。医疗卫生服务体系中，医疗机构的空间布局和不同层级医疗机构的配置是其结构；提供的医疗卫生服务是其功能；不同层级医疗机构的设置和配备是其提供医疗服务的基础，决定其发挥服务功能的能力。其功能的发挥又会引导人民群众就医，影响政府的医保和财政投入政策。该体系也呈现出系统性的功能。① 整体性：在现有医疗卫生服务体系中，各级医疗机构都尽可能地提供力所能及的医疗服务，而城市医院在竞争中处于优势地位，导致医疗资源错配。当医疗机构按照功能定位提供服务、实现分级诊疗时，将为患者提供连续的、优质高效的医疗服务。② 目的性：政府建立医疗卫生服务体系的目的在于为人民群众提供优质高效的医疗服务。由于特定历史时期的政策选择，医疗机构特别是公立医院偏离了建立体系的初衷。新医改以来国家对政策进行纠偏，分级诊疗制度能够实现医疗资源的有效配置和充分利用，是重塑医疗卫生服务体系、为人民群众提供优质高效的医疗服务的重要政策工具。③ 相关性和层次性：政府制定的政策会对医疗机构的发展和行为产生影响，例如，城市医院得到的财政投入充分时能够更快地发展，医师多点执业政策能增强医师群体的活力。当今，我国基本实现了全民医保，医保资金成为医院收入的主要来源，所以医保政策对医院的行为有重大影响。当然医院的行为也会引致医保政策的调整。

二、激励相容理论

（一）激励相容可以解决委托代理问题

激励相容理论认为，在市场中，每个理性经济人都会有自利的一面，他会按照自利的规则行动，如果能有一种制度，使行为人追求个人利益的行为正好与企业实现集体价值最大化的目标吻合，这就是激励相容。威廉·维克瑞等将激励相容理论用于解决委托代理问题。委托代理问题是指由于代理人和委托人的目标不一致，加上存在不确定性和信息不对称现象，代理人的行为有可能偏离委托人的目标，而委托人又难以观察到这种偏离，无法进行有效监管和约束，从而出现代理人损害委托人利益的现象[①]，造成逆向选择和道德风险。为解决此类问题，需要

---

① 谢翮翮. 基于激励相容理论的医联体激励机制研究［D］.合肥：安徽医科大学，2020.

进行机制设计，对委托人与代理人的利益进行有效"捆绑"，以激励代理人采取最有利于委托人的行为，即实现激励相容。

（二）医疗服务中的委托代理问题

我国医疗服务体系有四类核心参与者，即患者、政府、医疗机构及医生，其形成三级委托代理关系。一级委托代理关系为患者与政府部门，患者作为委托者，政府部门作为代理者。患者缴纳医疗保险，委托医保部门管理医保基金，购买医疗服务。同时，患者作为纳税人提供公共财政资金，委托卫生健康部门管理各级医疗机构，为患者提供优质医疗服务。二级委托代理关系为政府部门（包括编办、财政、人社、卫生健康等部门）与医疗机构，政府部门作为委托者，公立医院作为代理者，提供医疗服务。三级委托代理关系为医疗机构与医生，医疗机构作为委托者，委托医生提供医疗服务。

由于资源投入总量和投入机制欠缺，医疗机构需依靠市场竞争来生存和发展，而医生的收入与人力价值不匹配，二、三级委托代理关系由此发生扭曲甚至断裂。由于健康产出难以测量、考核不到位等，在三级委托代理关系中容易产生道德风险。在上述因素影响下，代理人的行为与委托人的利益不一致，进而产生代理人损害委托人的利益为自己谋利的可能。

（三）整合型医疗卫生服务体系构建中激励相容的制度设计

整合型医疗卫生服务体系内有多方参与者，其激励机制不能只针对单方参与者单独设计，单方参与者的激励改革也无法实现整个制度的完善。激励机制的重构必须融入整个医疗卫生服务体系的运行之中，对多级委托代理链条中的多方参与者进行激励机制上的整合性重构，即将医疗体系内的各方委托人与代理人（患者、政府、医疗机构、医生）的利益进行有效"捆绑"和相容，使政府、医疗机构、医生和患者都能在新的制度框架下追求自己的合理利益，同时实现各级委托人的效用最大化。具体而言，政府通过构建整合型医疗卫生服务体系使不同层级的医疗机构成为一个整体，通过对整合型医疗卫生服务体系内各级各类机构的考核对下级政府、部门产生激励；卫生健康部门通过重塑业务流程和监管过程对医疗机构产生激励；医保部门通过改革医保支付机制也对医疗机构进行激励，通过家庭医生签约、报销政策等对居民进行激励；编办和人社等部门通过改革编制、岗位制度、薪酬制度、考核制度等对医生产生激励等。当上述激励同向又相互协调时，即激励相容，整合型医疗卫生服务体系方能最终建立起来，见图2-1。

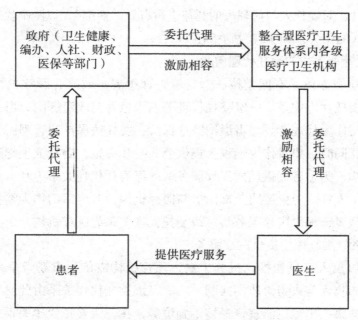

图2-1　医疗服务中的委托代理和激励相容

三、利益相关者理论

"利益相关者"最早由"股东"一词发展而来，是指任何可以影响组织目标的实现或受组织目标实现影响的可识别的团体或个人。[1]利益相关者理论认为要做出理想的决策，需要综合考虑各利益相关者的利益冲突，保护其权益。[2]该理论于20世纪90年代逐渐应用于卫生系统领域的各方面研究，具有很强的适用性。[3]

通过搜寻政策执行过程的利益相关者，确定整合型医疗卫生服务体系的利益相关者，有利于明确整合型医疗卫生服务体系的影响因素，找出整合的关键环节，在明确政策内涵的基础上，探讨不同利益相关者对整合型医疗卫生服务体系发展的影响，以此来预测和判断在执行过程中的潜在动力和阻力，为制订和执行计划奠定基础。整合型医疗卫生服务体系建设涉及供给方、需求方、管理方和筹

① MUR-VEEMAN I, HARDY B, STEENBERGEN M, et al. Development of integrated care in England and the Netherlands: managing across public-private boundaries [J]. Health policy, 2003, 65（3）: 227-241.

② 贾昊男，罗开富，王亚蒙，等.利益相关者视角下的紧密型县乡村医疗服务一体化模式：基于云南省临沧市云县经验 [J].中国农村卫生事业管理，2019，39（5）：309-314.

③ 颜丹丹，任建萍，卫平，等.利益相关者博弈理论在卫生领域研究现况与进展 [J].卫生软科学，2013，27（4）：201-203.

资方等多个组织机构和个人，各个主体在整合型医疗卫生服务体系中掌握不同资源并扮演不同角色，在医疗卫生服务体系建设和运行过程中应避免因各主体的利益不一致所产生的委托代理问题，充分认识并平衡各方利益诉求，使各主体利益一致，做到"各安其位"，使各主体共同为整合型医疗卫生服务体系建设而服务。[①]

整合型医疗卫生服务体系涉及的利益相关者包括供给方（医疗卫生机构和医务人员）、需求方（居民）、管理方（卫生健康部门等）和筹资方（医保部门和财政部门）。政府及其职能部门对政策的影响力强，他们的支持决定着整合型医疗卫生服务体系的发展[②]，尤其是卫生健康部门和医保部门。作为需求方的患者、健康群众对政策的影响力较弱，但与整合型医疗卫生服务体系的关联程度强，他们是否接受服务，会直接影响服务的可持续发展。医疗卫生机构及医务人员与整合型医疗卫生服务体系关联密切，但对政策的影响力相对小，他们是服务的直接提供者，决定着整合型医疗卫生服务的质量，见表2-1。

表2-1　整合型医疗卫生服务体系利益相关者分析表

相关者	角色	预期	利益关联程度	对政策的影响力
居民	需求方、整合型医疗卫生服务体系的接受者、医保资金的出资方之一、医保资金的直接使用者	获得低费用、便捷的高质量医疗服务	强	弱
医疗卫生机构	供给方，为居民提供医疗服务和公共卫生服务	医疗服务质量、经济效益提升，居民认可	强	中
医务人员	供给方，直接为居民提供医疗服务和公共卫生服务	待遇提升，个人发展	强	中
卫生健康部门	管理方，制定、执行并监督相关政策	居民健康，服务水平、服务质量让群众满意	强	强
编制部门	管理方，制定并执行医务人员编制政策	控制编制	弱	强

① 房慧莹，姜可欣，马宏坤，等. 基于利益相关者理论整合基层医疗卫生服务体系 [J]. 中国卫生经济，2018，37（6）：72-75.

② 王清波，胡佳，代涛. 建立分级诊疗制度的动力与阻力分析：基于利益相关者理论 [J]. 中国卫生政策研究，2016，9（4）：9-15.

续表

相关者	角色	预期	利益关联程度	对政策的影响力
人社部门	管理方，制定并实施人事制度	将医务人员的收入水平控制在合理范围	弱	强
医保部门	筹资方，制定医保政策，合理使用医保基金	基金安全，费用降低，群众满意	强	强
财政部门	筹资方，制定并执行财政预算	控制财政投入增长幅度、财政资金风险	弱	强

第三节　研究方法

一、文献研究法

检索中国知网、维普等数据库以及政府网站，查阅国家、山东省和青岛市近年来颁布的关于整合型医疗卫生服务体系的相关政策文件。梳理整合型医疗卫生服务体系的内涵、构成等相关概念和理论基础。系统查阅并收集国内外典型国家和地区整合型医疗卫生服务体系案例，研究其政策背景、运行现状及实施效果，全面了解整合型医疗卫生服务体系的发展过程、相关政策。

二、案例研究法

对青岛市整合型医疗卫生服务体系的运行情况进行分析。通过归纳整理青岛市整合型医疗卫生服务体系建设过程中采取的政策措施，对整合型医疗卫生服务体系建设中的资源配置、卫生健康服务提供、组织保障等关键要素进行深入研究，分析青岛市整合型医疗卫生服务体系的建设成果、存在的不足，得出青岛市整合型医疗卫生服务体系建设的方法与路径。相关数据来源于青岛市卫生健康事业发展统计公报和国家卫生信息统计网络直报系统。

三、现场调研法

（一）调研地点

三级医院（10家）：青岛市市立医院、青岛市第三人民医院、青岛市中心医院、同济大学附属东方医院胶州医院、胶州中心医院、西海岸新区中心医院、西海岸新区中医医院、西海岸新区人民医院、即墨区人民医院、平度市人民医院。

二级医院（3家）：胶州市人民医院、西海岸新区第二中医医院、即墨区中医医院。

基层医疗卫生机构（5家）：里岔卫生院（胶州市）、胶东中心卫生院（胶州市）、薛家岛卫生院（西海岸新区）、温泉卫生院（即墨区）、平度市第三人民医院（平度市）。

（二）调研对象

行政部门（35人）：卫生健康、医保、财政、民政等部门整合型医疗卫生服务体系负责人。

医疗机构（122人）：相关医院、基层医疗卫生机构主要领导、分管领导、相关负责人，乡村医生。

（三）调研形式

半结构深度访谈法：设计访谈提纲，针对整合型医疗卫生服务体系建设的分级诊疗、基层服务能力提升、医防融合、医院高质量发展、信息化建设、医保支付改革、医养结合等，对卫生健康、医保、财政、民政等部门整合型医疗卫生服务体系负责人，相关医院主要领导等进行深度访谈。分析整合型医疗卫生服务体系建设中的难点，整理整合型医疗卫生服务体系建设的方法和建议。

专题小组访谈法：邀请医院分管领导、相关科室业务负责人，基层医疗卫生机构主要领导、分管领导、相关科室业务负责人，围绕医疗卫生资源整合、整合型医疗卫生服务体系建设等开展座谈。

（四）政策分析法

梳理政策文件，运用政策分析的方法（图2-2）进行分析，全面梳理整合型医疗卫生服务体系政策的内涵和外延，剖析整合型医疗卫生服务体系政策涉及的各方利益相关者的意愿，分析相关影响因素，配合青岛市整体发展战略，充分调动青岛市区域资源，明确青岛市整合型医疗卫生服务体系的政策目标与主要策略。

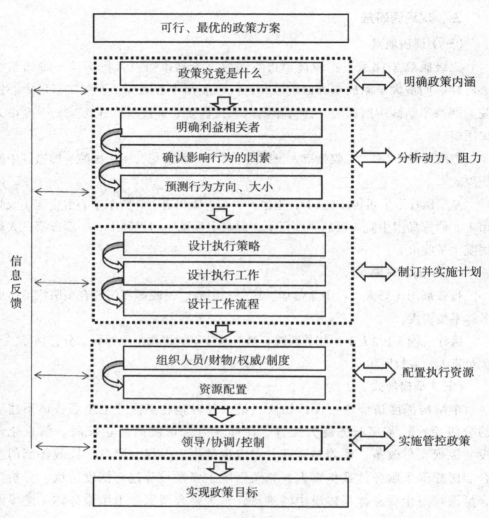

图2-2　政策分析法流程图

　　整合型医疗卫生服务体系涉及体系、机制、服务等多个维度，体系构建"切口"众多，国内外从不同角度切入，形成了众多优秀经验。在背景上，国内外的改革与发展实践有三大共通之处。第一，以人为本整合型医疗卫生服务体系的建设与全民健康覆盖的发展在本质上是一致的和不可分割的；第二，以人为本整合型医疗卫生服务突破了卫生部门的格局限制，是适应健康转型的卫生服务范式的转变；第三，以人为本整合型医疗卫生服务体系的发展包括但不限于服务支撑体系的建设。因国内各城市的情况与资源不同，各城市相关实践经验呈现出多样性。上海、深圳、杭州、三明是全国卫生健康治理体系和能力现代化的标杆城市，本研究对照所采用的理论框架，从以人为本的优质高效医疗卫生服务体系建设以及支撑体系建设方面对上海、深圳、杭州、三明的做法进行了案例分析，为青岛市相关工作提供借鉴；对国外则选取了美国、德国、英国、新加坡的案例进行研究。我们对青岛本地化整合型医疗卫生服务体系建设的典型做法进行了梳理，形成了青岛本地案例。

第一节　整合型医疗卫生服务体系的国内探索

一、上海市

（一）主要做法

1. 顶层设计与政策落实连续完善

上海市在政策设计和落实过程中均体现出顶层设计连续完善，顶层设计和项目化落实相结合的突出特点，以集成化整体推进项目来系统性推动政策落实。2017年，上海市正式发布《"健康上海2030"规划纲要》，提出到2020年要建成"与上海经济社会发展水平相适应、与城市功能定位相匹配、以居民健康为中心的整合型健康服务体系"，而到2030年，则要"将健康融入所有政策，形成比较完善的全民健康服务体系、制度体系和治理体系，实现健康治理能力现代化"。2021年印发的《上海市卫生健康发展"十四五"规划》提出"打造整合型、智慧化、高品质健康服务体系"。

以《健康上海行动（2019—2030年）》为例，2020年上海市启动实施首批40个健康上海行动重点项目。《健康上海行动（2019—2030年）》出台一年后，上海市健康促进委员会经遴选，于2020年最终确定健康上海行动首批40个区域化特色项目，覆盖面广，关注全人群、全生命周期，保障居民健康，并根据各区不同重点人群设置不同项目。推进过程中，体现出政策集成化特色，例如，健康上海行动的一个项目是在国内率先开展健康影响评估制度研究，推进中一揽子完成《上海市健康影响评估管理办法》《上海市健康影响评估指南》《上海市健康影响因素和健康效应及其代表性指标列表》等技术文件的起草，完成设计、落实、评估闭环。

2. 推进分级诊疗制度建设

（1）做实分级诊疗制度

上海市通过强化市级医院对社区的支持政策、调整医疗服务价格等举措协同推进分级诊疗改革。一是通过制定《本市进一步做实"1+1+1"签约居民双向转诊工作的实施细则》，明确了转诊原则、转诊流程与工作要求，市级医学中心、区域医疗中心成立"签约居民转诊协调部门"，开设"签约居民服务专窗"，为签约居民提供优先预约、优先就诊、优先检查、优先住院等服务。全面落实预留"两个50%"的专科（专家）门诊号源向家庭医生开放的要求，加强专家门诊管理，优化转诊操作系统界面。上海市已搭建市级优先预约号源信息化平台，38家市级医院均已接入该平台。各区、各社区卫生服务中心普遍建立了与区域内上级医院"点对点"转诊协作关系，通过微信、电话、网络等多种形式开展优先转诊。二是推进医疗服务价格改革，建立医疗服务价格动态调整机制。上海市高度重视医疗服务价格调整工作，市政府多次召开医疗服务价格改革专题会议。分管市领导亲自协调，卫生、医改、物价、医保与财政部门密切配合，共同研究制定方案，协同推进各项工作，成立价格调整工作小组，多学科分工协作助力价格改革。制订医疗服务价格改革三年计划，按照"总量控制、结构调整、有升有降、逐步到位"的原则，分批调整1 894项次服务项目价格，适当拉开二、三级公立医疗机构间的价格梯度，引导常见病、多发病患者的就诊向社区医疗机构下沉。三是推进医联体建设。上海市自2015年开始推进社区卫生服务综合改革，将社区卫生服务中心平台定位为政府履行基本公共卫生职责的公共平台、政府提供的全科医生执业的工作平台、市场资源引入的整合平台、居民获得基本公共卫生服务项目的服务平台和医养结合的支持平台。通过构建社区卫生服务中心平台，政府将原来的政府主导管理模式转变为购买服务的方式。这一平台也开放给社会资本，使其共同参与建设；同时在推动医联体建设、加快上级医疗机构职能转化、资源整合方面进行了不同程度的探索。2018年，上海市组建55个区域医联体，每个区至少有一个区域医联体，所有三级医院及社区卫生服务中心均已参加医联体建设，参加医联体建设的二级医院达到83家，占二级医疗机构总数的79%。

（2）夯实社区基础

上海市注重发挥社区卫生服务平台功能。一是全力打造社区卫生服务中心平台功能，始终注重将社区卫生服务功能嵌入社区公共服务平台中，将社区卫生服务作为社区治理的重要组成部分。2020年，上海市建成了246家社区卫生服务中心、75家社区卫生服务分中心、745家服务站与1 179家村卫生室，并通过6 600余个家庭医生团队、7万余张家庭病床、224家智慧健康驿站等多种形式，将社区卫生服务延伸至居住社区、功能社区与居民家庭，不断健全服务网络。社区卫生服务中心全面落实六大类141项基本服务项目，通过推行延时服务、开设双休日门诊、拓展家庭病床服务、全面推行安宁疗护试点、实施社区互联网诊疗服务等多项举措，不断拓展与优化服务供给。二是制定实施新一轮社区卫生服务机构功能建设标准，打造社区健康管理中心、康复中心和护理中心。建立覆盖全市的社区卫生服务网络，使居民15分钟内就可以到达最近的医疗点。社区可选择配备的药品已扩容至1 000余种，可满足居民的日常用药需求。社区医疗机构承担的门急诊服务量已占全市门急诊服务量的1/3。

（3）数量与质量并举做实家庭医生签约

一是2015年推出"1+1+1"组合签约模式（即居民在自由选择、自愿与1名家庭医生签约的基础上，可以在全市范围内再选择1家区级医疗机构和1家市级医疗机构进行签约）。实施健康管理、慢性病长处方、延伸处方、优先预约转诊等措施。2018年，上海市全面启动家庭医生签约服务费支付改革，在医保统筹基础上向家庭医生打包支付服务费，三年累计拨付17.3亿元。医疗资源和居民就医"双下沉"明显。二是开展精准的重点人群服务。将签约服务对象进行分层分类，对签约对象开展健康评估，掌握主要健康需求，制定与实施个性化健康管理方案，做好"一人一评一方案"，提升签约有效服务率，让签约居民的个体化需求与家庭医生的服务供给形成更加精准的对接，签约居民的健康服务感受度显著提升。例如，在徐汇区、嘉定区等区，已试点应用家庭医生健康管理系统（模块），通过"互联网＋健康管理"手段，实现人群分类健康管理和智能干预，通过家庭医生进行持续"评估、指导、管理"，签约居民充分感受到自己的健康"有人管、管得好"。截至2020年年底，上海市家庭医生"1＋1＋1"累计签约人数超过800万人，常住居民签约率超过30%，老年人、慢性病患者、儿童、孕产妇等重点人群的签约率超过77%。签约居民中60岁以下人群占比从2017年的25%提高到2020年的49%，签约人群的结构更多元。[①]

3.完善公共卫生服务体系建设

（1）提升公共卫生服务能力

上海一直以来是全国公共卫生体系建设的标杆城市。2003年，严重急性呼吸综合征（severe acute respiratory syndrome, SARS）发生之后，全国各地都进一步加强公共卫生机构、设施和人才队伍等建设，但2010年之后，公共卫生体系建设逐渐弱化，甚至被边缘化。只有上海市始终高度重视公共卫生工作，自2004年以来连续实施了五轮"公共卫生体系建设三年行动计划"，通过项目化投入，不遗余力地提升对重大疾病的预防控制和对传染病的防控救治能力。

统筹设计、项目化投入是上海市落实政策文件的突出特色。为了确保每轮公共卫生体系建设意见落到实处，上海市对公共卫生体系建设的投入领域并不局限于疾病预防控制（简称"疾控"）机构等专业公共卫生机构。上海市通过对公共卫生、科研、专科等不同领域的项目投入，构建了整合不同类型医疗卫生机构服务的对脑卒中、糖尿病、高血压等疾病的防治服务体系，并持续完善了新发、突发传染病防控救治体系。例如，2020年的第五轮"公共卫生体系建设三年行动计划"中，上海市共投入13个项目，包括5个应急管理项目、3个能力提升项目、1个惠民服务项目、4个支撑保障项目，覆盖公共卫生监测预警、应急救治、综合监管、医防融合、健康促进、疾病服务、人才学科建设、机制研究等方面，为构建整合型医疗卫生服务体系奠定了坚实的基础。

---

① 陈斯斯.上海家庭医生累计签约超800万人，重点人群签约率超77%［EB/OL］.（2021-03-18）［2022-07-08］.https://www.thepaper.cn/newsDetail_forward_11767108.

（2）重点疾病全流程服务

上海市多年来通过五轮全市公共卫生体系建设三年行动，建立了对脑卒中、糖尿病、高血压等主要慢性病的防治体系。2007年，上海市开始实施糖尿病医院-社区一体化管理，率先在国内创建了糖尿病"321"一体化防治管理模式。各区安排一两家三级/二级医院接受辖区内糖尿病患者转诊，形成多学科糖尿病联合诊治分中心，开展"社区首诊，梯度转诊，分级诊疗"的转诊模式。2011年，上海市尝试在社区层面成立社区高血压防治研究基地，已初步探索建立了系统的、标准化、自动化、规范化的高血压监测和管理模式。2012年，上海市又启动建设"脑卒中预防-干预-救治"三级服务网络，该服务网络包括11家市级脑卒中临床救治中心、25家区级脑卒中临床救治中心以及240余个社区卫生服务中心。强化相关专业机构的合作和支持：疾控中心将脑卒中正式纳入慢性病规范管理体系，完善脑卒中高危人群分级筛查规范；医疗急救中心完善急性脑卒中患者的规范转运、定点派送；健康教育所通过12320热线宣传脑卒中识别规范和管理规范。

4. 加强组织领导

在上海市深化医药卫生体制改革领导小组的领导下，上海市卫生健康委、上海市医疗保障局、上海市人力资源和社会保障局、上海市财政局、上海市科学技术委员会、上海申康医院发展中心等共同组成的医联体改革工作小组成立并负责制定相关政策。发挥上海申康医院发展中心市级医院大集团的管理优势，以三级综合医院为核心，探索建立各类医院集团，优化医疗卫生资源配置。鼓励以区域为范围、由各区与三级医院组成的区域性医联体和以学科为纽带组建的专科性联合体等多种形式的医联体改革探索。

（1）健全集成医疗卫生保障机制

上海市在全国率先探索实施"家庭医生签约服务费"政策，推行"1+1+1"签约模式。居民以10元/月的标准，在有效签约、有效服务、有效控费考核后，向家庭医生团队支付。服务费的考核标准体系中包括签约居民健康管理效果、初诊转诊效率、合理费用管理等，与激励直接匹配，从机制上激发家庭医生的服务活力，促使家庭医生的行为从"要我做"转变为"我要做"。家庭医生的职业发展也已写入上海卫生事业的发展规划中。未来上海将考虑建立全科医学院，设立全科医学博士点，遴选全科领军人才等，以此鼓励和促进家庭医生队伍健康持久发展。

（2）建立整合型服务专项投入机制

依托《上海市加强公共卫生体系建设三年行动计划（2015—2017年）》，上海市对脑卒中预防与救治服务体系建设、糖尿病"321"一体化防治管理模式开展探索。高血压防治分级管理体系试点主要依托于牵头医院的学科建设和科研项目经费，对参与整合型医疗卫生服务人员进行经济激励。人员薪酬方面，2015年，上海市印发社区卫生综合改革的"1+8"文件，"1"是上海市政府办公厅印发的《关于进一步推进本市社区卫生服务综合改革与发展的指导意见》，"8"为社区卫生服务中心基本服务项目、财政补偿核定意见、人员岗位管理意见等8个配套文件。社区按标化工作量核定不同家庭医生的薪酬，部分区、机构探索不同形式的激励举措，鼓励医务人员开展整合型医疗卫生服务实践。在社区卫生服务机构方面，提高整合型医疗卫生服务项目的标化工作量值。在社区层面开展家庭医生团队薪酬二次分配制度。在医院层面通过发放会诊费的形式鼓励专科医师下沉到社区开展坐诊、带教等工作。

（3）加强人员能力培养及协作

通过医师规范化培训促进服务能力同质化。在组织管理方面，建立由分管市领导牵头，市发展改革委、市卫生健康委、市人力资源和社会保障局等多部门共同参与的市住院医师规范化培训工作联席会议机制。在政策法规方面，制定了"1+N"的多维度政策体系，制定了主文件和若干操作性文件。在质量控制考核方面，成立市住院医师规范化培训专家委员会。在支撑保障方面，在中央财政每人每年3万元补贴的基础上，市财政支付住院医师的基本工资、相应的社保金、公积金等每年约2亿元。通过试点家庭医生全科团队建设促进形成以患者为中心的诊疗模式。通过多学科协调合作促进多学科诊疗模式，推动传统个体式和经验式的医疗模式转变为团组协作与决策的模式。2020年，上海市基层医疗卫生机构人员达到73 182人，全科医生9 890人，占基层医疗卫生机构人员的13.51%，每万人口全科医生数达到3.97人，远高于青岛市水平（2.58人）。

（4）推进卫生健康信息化建设

上海市在信息化建设方面进行了一系列有益探索。一是实现卫生健康全行业数据信息互通共享。2011年，上海市启动了"基于市民健康档案的卫生信息化工程"的建设。经过两期项目建设，2020年，接入600余家公立医疗机构，并在全市范围内实现档案信息共享的"两个任何"（任何一位在市内联网医疗机构就诊患者的电子健康档案可以被任何一家互联网医院的医务人员在业务规范制约下通过医生工作站调阅）。构建"1+18"健康信息平台（1个市级平台、16个区级平台+1个公共卫生平台+1个医联平台），畅通了市、区两级平台之间、平台与机构之间、医疗机构与公共卫生机构之间的信息渠道，实现全市500余家医疗卫生机构互联互通、信息共享。①全市各级医疗机构互联互通互认项目达101项，市级医院、区级医院、社区医院接入率达100%，市级医院互认率达94.2%，区级医院互认率达92%。二是推进"便捷就医服务"数字化转型。以全面数字化转型推动医疗服务体系流程再造，包括精准预约、智能预问诊、互联互通互认、医疗付费"一件事"、电子病历卡与电子出院小结、互联网医院申请与核酸检测查询、智慧急救共7大重点应用场景。三是打造"医防融合、全专结合、全程管理、全民健康"的新型健康服务模式。"上海健康云"APP（APP是英语单词application的简写，表示应用程序）已面向居民提供26类58项健康服务。居民可通过"上海健康云"居民端获取健康档案查询服务、家庭医生线上咨询服务、慢病管理服务、异常体征干预服务、预约接种服务、亲情账户服务、预约挂号服务等。新冠肺炎疫情期间，"上海健康云"APP发挥总门户作用，承担"入沪登记""健康观察"等方面工作，拥有实名注册用户约2 200万人。四是建设跨机构、跨区域的卫生大数据库和知识库，基于上海市卫生健康信息中心建立支撑管理的卫生大数据中心，截至2018年，上海市级数据中心聚集了近90亿条的全市诊疗大数据。

5. 推动公立医院高质量发展

（1）申康模式

上海申康医院发展中心成立于2005年9月，是由上海市人民政府批准成立的国有非营利性事业法人，是市级公立医疗机构国有资产投资、管理、运营的责任主体和政府办医的责任主体。一方面，上海申康医院发展中心受上海市国资委委托，承担投资举办市级公立医疗机构的职能，对市级公立医疗机构的国有资产实施监督管理，履行出资人职责，承担国有资产保值增效责任；另一方面，作为市政府的办医主体，上海申康医院发展中心将根据上海市政府的要求，坚持正确的办医方向，办好市级公立医疗机构，进一步提高市级医疗机构的整体水平，为患者提供质优、价廉的医疗服务。

上海申康医院发展中心根据上海市政府的办医要求，履行国有资产出资人职责，接受上海市卫生行政部门的全行业管理和业务指导。上海申康医院发展中心负责市级公立医院的重大决策、资产权益管理和经营者聘用，负责市级公立医院的投资、建设、运营、管理和考核，确保政府办医宗旨的实现和国有资产运营的

---

① 国家卫生健康委体制改革司. 国务院深化医药卫生体制改革领导小组简报（第61期）上海市构建基于健康大数据的公立医院综合管理评价体系［EB/OL］.（2019-06-21）［2022-07-08］. http://www.nhc.gov.cn/tigs/s7847/201906/79cf7841e4b24e479edfff3db643f3fc.shtml.

安全、有效；负责推进市级公立医院的改革，完善管理体制和机制，建立有效的激励和约束机制，推进国有资产盘活，提高办医质量和效率。上海申康医院发展中心主要负责预算、资产管理、规划以及院长绩效考核，具体工作有7项：第一，战略规划管理。面向上海市级医院，用战略规划管理替代传统的院长任期目标责任书。第二，全面预算管理。将市级医院的全部收支纳入预算管理范畴，同时给医院委派总会计师。第三，投资建设管理。市级医院所有基本建设项目采取代建制。基本建设抓"双控"，即控制规模和控制投资。第四，绩效管理。引导医院内部开展绩效分配制度改革，核心理念是"两切断一转变"：切断科室经济收入指标与医务人员收入分配之间的直接挂钩关系，切断医务人员的收入与处方、检查、耗材等收入之间的直接挂钩关系，转变以科室收减支结余提成分配的模式。第五，资产管理。上海申康医院发展中心和所有市级医院院长强化资产管理和投融资管理，凡是资产出去都严加管制，总目标是通过管理提高国有资产的安全性和有效利用率。第六，内控制度。规范医院运行行为，推动市级医院"转方式、调结构、转机制"，探索在公立医院内部运行新机制。第七，实时数据监测分析。上海申康医院发展中心的设立，初步实现了"管办分开、政事分开""所有权和经营权适度分离"的目标，促进医疗服务模式创新，促进医院管理专业化、精细化和规范化。

（2）上海市第十人民医院

上海市第十人民医院是全国建立健全现代医院管理制度试点医院。该医院创建于1910年，1993年成为卫生部首批三级甲等综合性医院。上海市第十人民医院对标现代医院管理制度各项要求，结合实际突破创新，着力建设管理科学、运行高效的现代医院。其财务处申报的"信息驱动精细化运营管理，数据赋能医院高质量发展"荣获2021年度中国现代医院管理经典案例。

一是健全医院决策机制。制定医院章程，规范内部治理结构和权力运行规则。明确党委会和院长办公会的议事机制和议事规则，建立书记、院长沟通协商机制。细化梳理党委会议事清单88项、院长办公会议事清单118项，理顺优化议事决策流程，提高决策效率。2017年5月，上海申康医院发展中心派驻总会计师协助上海市第十人民医院院长负责医院的财务和会计管理工作，参与行政决策，列席党委会，落实总会计师委派制。二是健全医院民主管理。该医院在原有29个专家委员会基础上，新增6个专家委员会，修订专家委员会的工作制度、职责和议事规则，强化对"三重一大"事项在党委会、院长办公会决策前经相应专家委员会咨询论证的程序。医院在科创园区建设过程中，组织了27次专家论证，在癌症中心建设过程中组织了23次专家论证，充分发挥了专家治院作用。三是健全绩效分配体系。该医院实行分类分级绩效分配方案，将临床发展能力、创新协作、病种结构转型、学科贡献、特殊人才津贴、《科学引文索引》(SCI)论文、国家自然科学基金和成果奖列入考核。根据国家三级公立医院绩效考核要求，对医务人员绩效奖励进行调整，重点导向发展优势病种、新技术和四级手术。此外，针对特殊人才采用年薪制、协议工资制等方式发放薪酬。2019年，绩效分配明显向临床一线倾斜，有效调动了医务人员的积极性。四是推进医院信息化管理。按照"管理制度化、制度表单化、表单数据化、数据信息化、信息智能化"的管理模式，对该医院的管理制度进行完善。开发并应用医政管理手机应用程序、危重症患者病情变化预测预警系统、传染病预警系统、多重耐药菌信息化管控系统、经济运营管理手机应用程序、后勤"一站式"服务手机应用程序、手术室二级库管理、医学装备监测管理信息系统、行政督办系统、支部云、企业微信、供应商来访网络预约平台等，实现管理智能化以及闭环管理，将相关数据实时上传至上海申康医院发展中心。五是优化服务流程。2015年，该医院按照"学科专科化、专科中心化、中心医技护管一体化"的理念，将甲状腺外科、内分泌科、核医学科、超声科、检验科、病理科联合成立甲状腺疾病诊治中心，开展一站式诊疗服务。2020年，该医院整合内镜中心、普外科、肿瘤内科、放疗科等的优质资源，成立结直肠肿瘤中心，从以肠镜发现结直肠肿瘤到完善术前检查和评估并出具病理报告，最快5小时，最晚24小时进行手术，搭建肿瘤联合信息管理平台，开展多学科协作、一站式随访。截至2020年10月底，该中心已完成结直肠肿瘤手术252例，同比增长78%。此外，医院发展智慧医疗，实现全预约诊疗、全流程一码畅通，线上开具电子票据，提供对部分常见病、慢性病的在线诊疗、在线开药及药品寄送服务等，全方位满足患者的就医需求。六是提高医院运营效率。2019年，该医院成立经济运营中心，整合病案管理、临床路径管理等系统，建设经济运营数据平台，形成医疗业务与成本系统一体化的成本数据仓库。构建院、科、组三级分析体系，从预算执行情况、成本收益率、医疗收入结构、收入变动因素、三四级手术术中效益、手术微创率、项目开展率等维度，开展全院和专科经济运营分析。2020年，该医院全面推开专科经营助理，开展科室全成本核算、病种成本核算以及病例组合指数(case mix index, CMI)评价分析等，进一步优化管理。七是推进节能降耗。该医院通过后勤智能化管理平台，对重要设施、设备实施远程监控管理，实时采集各建筑的电力数据，对设备数据异常自动判断、分类、分级，实时报警，有效预警，提早处置安全隐患。安装智慧云梯系统，实施水计量远程监测系统、公共区域空调控制系统等10余项节能改造。近年来，该医院先后获评国家

"节约型公共机构示范单位"、上海市能效领跑者金牌单位、上海市节能减排先进单位等。八是加强该医院党的建设。该医院按照将党支部建在学科上的理念，将全院党支部由原来的29个调整为51个，使党支部工作更聚焦。建立微信党建平台、办公自动化党建平台、官网党建园地、手机应用程序智慧党建"四位一体"的党建宣传、教育平台，探索"线上培训+线下考核"闭环教育。开发应用"十院智慧纪检"手机应用程序，作为全院干部员工的纪检工作和教育平台，实现廉政教育与管理的全覆盖。完善医德医风监督管理制度，建设基于信息系统和患者视角的医德医风评价体系，并将医德医风纳入职称职务晋升、评优评先和绩效考核，实行一票否决。

（二）主要成效

上海市通过加强宏观顶层设计，出台系列政策，持续加大投入力度，使医疗卫生服务体系成效显著，是全国的标杆健康城市，为今后确立建设全球健康标杆城市的目标奠定坚实基础。居民的主要健康指标持续保持世界发达国家和地区领先水平。2020年，上海市人均预期寿命达到83.67岁，孕产妇死亡率为2.66/10万，婴儿死亡率为0.366%；居民健康素养水平达到35.57%，实现了13年"连升"；经常参加体育锻炼人口的比例提高到42.8%，成人吸烟率"6年连降"，下降为19.7%，居民的健康获得感和满意度提高。

二、深圳市

（一）主要做法

1. 加强顶层设计

2019年，深圳市出台《深入推进优质高效的整合型医疗卫生服务体系建设的实施意见》，提出以"促健康"为主线，规划建设以"区域医疗中心+基层医疗集团"为主体的整合型医疗卫生服务体系。市属公立医院牵头组建区域医疗中心，主攻急危重症和疑难复杂疾病，负责学科建设；区属公立医院牵头组建基层医疗集团，主攻常见病、多发病，负责基本医疗卫生服务。全市现有15家区域医疗中心、13家基层医疗集团、704家社区健康服务机构（以下简称"社康机构"），实现了每个行政区至少有1家区域医疗中心、1家基层医疗集团，每个社区有1家社康机构。[①]

① 国家卫生健康委体制改革司.国务院深化医药卫生体制改革领导小组简报（第126期）深圳市坚持以法治和标准为引领加快提升基层卫生健康治理水平［EB/OL］.（2020-10-15）［2022-07-08］. http://www.nhc.gov.cn/tigs/pqt/202010/6368d93bcf5c43a6a0b7316e623ed915. shtml.

2.优化服务体系，推动整合式发展

（1）形成管理、服务、责任共同体，构建紧密型医联体，推进基层医疗集团建设

深圳市自1996年起，以"院办院管"体制发展社区健康服务体系。从2015年起，深圳市以罗湖区为试点，整合区属医疗卫生机构的资源，组建基层医疗集团，以集团化优化资源配置、增强基层实力，以"三医协同"（"三医"是指医保、医疗、医药）改革推动卫生健康发展方式从"以治病为中心"向"以健康为中心"转变，推动医疗卫生工作重心下移、资源下沉。2016年，深圳市着手遵循"以人为本的一体化服务模式"（people-centered integrated care, PCIC）理念和框架，规划布局建设21家基层医疗集团、11个综合性区域医疗中心、12家专科专病医疗中心，构建以"区域医疗中心+基层医疗集团"为主体架构的城市整合型医疗卫生服务体系，实现每个行政区至少有1家区域医疗中心、1家基层医疗集团。区域医疗中心以市属医院为主体组建，以学科建设为资源配置纽带，以建设学科高地为发展定位，以提高急危重症和疑难复杂疾病诊疗水平、推动医教研防协同发展、辐射带动区域整体医学水平提升为发展目标。通过规范基层医疗集团建设，制定章程，完善集团决策、执行、监督考核机制，明确集团内各医疗卫生机构的功能定位，形成管理共同体；通过整合和优化集团内各医疗卫生机构的资源，设立医学影像、检验检查、消毒供应等资源共享中心，设立人力资源管理中心、财务管理中心、药物管理中心等，实行一体化运作，形成服务共同体；通过建立基层医疗集团绩效评价制度，重点考核社康机构建设、家庭医生签约、社康机构诊疗量占比、双向转诊以及服务满意度等情况，考核结果与财政补助挂钩，形成责任共同体。鼓励社会力量在大型综合楼宇、工业园区、机关事业单位办公楼宇设置社康（指社区健康服务）站，让社康机构成为全方位、全周期保障居民健康的服务大平台。

（2）推进分级诊疗

通过印发《深圳市医疗机构转诊管理办法（试行）》，深圳市完善双向转诊责任机制和转诊流程，鼓励医院出院患者向社康机构转诊。对社康机构向医院转诊的患者，实行优先诊疗、检查和安排住院。将全市公立医院的专家号源全部提前1天配置给社康机构，方便全科医生帮助居民提前预约医院。上线网络版社区健康服务信息系统，使所有社康机构共用一套系统，逐步打通医院与社康机构、社康机构与公共卫生机构、社康机构与居民之间的信息壁垒，实现居民电子健康档案"一人一档、联网运营"。开发"社康通"官方微信小程序，方便居民查询、更新自己的健康档案基本信息，预约基本公共卫生服务。2020年，深圳区属医疗

机构和社会办基层医疗机构诊疗量的占比达到79.5%，社康机构的诊疗量同比上升11.3%，90.33%以上的居民10分钟内能到达最近的医疗点。

（3）做实家庭医生服务

深圳市出台《深圳市家庭医生服务管理办法（试行）》《家庭医生服务规范》，规范家庭医生服务，从规范管理、技术和信息支撑、财政补助、医疗收费和信息对接等方面入手，推动家庭医生服务不断做实、做优，让家庭医生团队成为居民健康的"守门人"。对到社康中心工作的医学专业毕业生，给予最高35万元的一次性生活补助；对基层医疗集团的全科医生，高级职称聘用不受职数限制；家庭医生签约服务补助用于个人分配部分不纳入绩效工资总额；探索建立全科医生胜任力评估体系，并与职称评审、岗位聘用和薪酬待遇挂钩。启动公立医院人事薪酬制度综合改革，全面推动人员总量管理和同岗同绩同薪同待遇，按不低于公立医院同级专科医生的薪酬核定年薪，在内部分配方面强化基层导向。2020年，深圳市平均2.34万人拥有1家社康机构，每万人全科医生数达到3.2名，70%的慢性病患者、老年人等重点人群签约了家庭医生。

3. 提升公共卫生服务能力

（1）打造"预防保健、临床诊疗、健康管理"一体化、闭环管理的重大疾病防治模式

深圳市通过组建15个重大疾病防治联盟，形成"预防保健、临床诊疗、健康管理"一体化防治模式，制定重大疾病防治指南，以区域医疗中心为"技术龙头"，以基层医疗集团为"业务骨干"，以社康机构为"服务网底"，全面提升对重大疾病的预防救治能力。组建针对代谢病、心脑血管疾病、癌症等的15个医防融合专家小组，负责制定重大疾病防治指南，在每个社康机构至少配置1名公共卫生医师，在疾控机构的指导下，开展社区诊断工作。制定社区诊断操作规范，明确基本内容、分析评价方法和操作流程，利用大数据诊断社区居民的疾病谱和主要健康问题，为开展对社区健康管理效果等的评价提供基础和依据。

（2）优化基本公共卫生服务

深圳市制定《深圳市基本公共卫生服务管理办法》，实行网格化、契约化、清单化和智能化管理：要求居民实名制建立居民电子健康档案，明确自己的健康管理责任社康机构和责任医生，实现健康管理责任到人；对提供基本公共卫生服务的基层医疗机构实行协议定点机构管理，推行以"工分制"（即将基本公共卫生服务工作量细化，转变为工作量分值，用于核算社康机构或医务人员的工作绩效）为核心的绩效考核，建立政府购买基本公共卫生服务机制；整合国家、省、

市免费公共卫生服务项目，编写《深圳市民健康手册》，推动服务清单化、标准化；开发"智慧社康"小程序，让居民在线查询健康档案、健康积分、健康服务清单，还可以让居民预约诊疗、预约健康服务、查询服务结果。

4.创新动力机制

（1）创新医保政策引导机制

在各基层医疗集团推行医保基金"总额管理、结余留用"制，即医保基金管理部门给各基层医疗集团下达健康管理、分级诊疗两大工作目标，以正向激励机制，促进基层医疗集团努力做好居民健康管理工作，让其管理的居民少得病，尤其是少生大病；促进基层医疗集团努力做好分级诊疗工作，提高集团的医疗卫生服务能力，加强社康机构建设，做实、做好家庭医生服务，让居民尽量在基层医疗集团、社康机构首诊，少住院、看好病。医保部门与基层医疗集团签订协议，以与集团签订家庭医生服务协议的医保参保人为服务对象，计算这部分参保人每年的医保费用总控额度和实际支付费用，若实际支付费用低于总控额度，则节余部分全部奖励给基层医疗集团，从而激励基层医疗集团努力"强基层、促健康"，合理控制医疗费用。此外，深圳市对基本医疗保险二、三档参保人实行社康门诊统筹和首诊，参保人的医保费用由医保局与基层医疗集团统一结算；基本医疗保险一档参保人到社康机构就诊或持社康机构处方到医保定点协议药店购药，可享受30%的优惠。签约家庭医生服务和没有签约家庭医生服务的患有高血压、糖尿病的参保人在社康机构的高血压和糖尿病药品、门诊费用，分别由医保大病统筹基金支付80%和50%。

（2）建立财政投入倾斜机制

通过建立基本医疗服务的差异性购买机制、家庭医生签约服务和市属专家进社区的定向补助机制，引导工作重心下沉、资源下沉。一是改革医疗机构财政补助制度，建立"以事定费"的基本医疗服务补助方式。基本医疗服务补助按医疗机构实际完成的工作量、服务质量、满意度等因素核定。对社康机构的门诊补助标准高于对举办医院的门诊补助标准，且明确不得低于40元/人次，引导医院主动向社康机构分流普通就诊患者。二是在家庭医生服务起步之时（2017—2019年），设立定向补助机制，对家庭医生团队为本市基本医保参保人提供的签约服务，按每一位签约参保人每年120元的标准，经考核后，核拨给基层医疗卫生机构；对进驻社康机构坐诊的市属医院副高职称以上的专家给予每人每年39万元的专项财政补助。[1]

---

① 罗乐宣，李创，陈瑶，等.PCIC框架下深圳市建立整合型医疗卫生服务体系的研究与实践［J］.中国卫生政策研究，2019，12（12）：7-13.

（3）推进信息化建设

深圳全面上线网络版社区健康服务信息系统，推动社康机构与医院、公共卫生机构信息协同，促进全民健康数据向居民电子健康档案汇聚，支撑双向转诊、医防融合等业务。发展互联网医疗，实行"社康机构检查、医院诊断"和网络集中审方，将集团中成员医院的资源和技术输送到社康机构。完善药品供应保障信息系统，实现医疗集团内医院和社康机构内药品一体化配置。

5. 推动公立医院高质量发展

深圳市政府全额投资建设香港大学深圳医院。该医院拥有床位2 000张，自2012年开业以来，医院服务量稳步增长。

（1）强化公立医院高质量发展支撑保障

一是财政投入方面，该医院执行深圳市公立医院财政补助政策，实行"以事定费、购买服务、专项补助"的财政补助机制。该医院基本建设、设备购置、信息化建设等纳入年度政府固定资产投资计划，经费得到全额保障。对初期运营补助经费（含人员费、水电费、物业费等）按开业第一年70%、第二年50%、第三年30%的比例逐年递减补助。对基本医疗服务补助经费实行"以事定费"的补助方式，与人员编制脱钩，按照医院提供的基本医疗卫生服务（包括门诊和住院）的数量、质量、群众满意度等核定，并与医院绩效考核结果挂钩。截至2018年年底，深圳市政府共向香港大学深圳医院拨付财政补助资金15.8亿元（不含基建项目和设备采购等的资金），其中开办费2.4亿元，初期运营补助8.9亿元，基本医疗服务补助4.5亿元。医院财政补助收入占总收入的比例由开业前三年的68.9%下降至2018年的12.9%。二是收费制度方面，首先，提高专科门诊诊查费，体现医务人员的技术劳务价值。在实行团队诊疗的基础上，提高专科门诊诊查费至100元/人次，这高于深圳市其他医院主任医师50元、副主任医师33元、主治医师25元的标准。其次，探索打包收费改革，调动医院节约成本、控制费用的内生动力。实行全科门诊打包收费，一次全科门诊收费200元，包含诊查费、检验费、放射检查费、超声检查费、心电图检查费、非严重伤口处理费、最多7天的药费。对67个手术病种实行按病种打包收费，即依据临床诊疗路径规范，以患者从入院到出院整个诊疗过程中所产生的各项医疗费用的总和为计价单位向患者收取费用。向患者公示收费价格，使医疗服务收费透明化。对67个病种以外的住院患者实行住院基础诊疗服务打包收费，每床日收费255元，这包含六大类（诊查费、护理费、注射费、吸氧费、换药费、雾化费）共77个诊疗项目的费用。上述收费制度改革有利于医疗服务收入结构调整，降低患者的负担。2018年，香港大学深圳医院基本医疗服务门急诊次均费用较同级市属综合医院的费用低14%，初步测算为患者节省医疗费用约1.2亿元；住院患者次均费用较同级市属综合医院的费用低32%，初步测算为患者节省医疗费用约3.6亿元。三是实行岗位管理和全员聘用制度，对医院所有员工实行去编制化管理，推行岗位管理和全员聘用制度，建立以基本养老保险和年金为主要内容的社会养老保障制度，将"单位人"变为"社会人"。实行"自主定岗、自主招聘、自主定薪"，将岗位分为医生、医技、护理、科研、管理、支援6个系列，其中，医生分为高级顾问医生、顾问医生、副顾问医生、高级医生、驻院医生5个级别。增加护理人员的数量，医护比达到1∶2.1（全国平均1∶1.4），医疗质量和患者满意度明显提升。设立医生辅助岗位，如医生助理、B超技术员、牙科治疗师、临床助理员，提高医生的工作效率。四是建立以固定薪酬为主的分配制度，突破事业单位绩效工资水平和结构限制，实行"以岗定薪、人岗相适、同岗同酬、绩效管理"的岗位薪酬制度。固定薪酬占70%，绩效薪酬占30%，每个岗位设晋升薪级表，其中，医生分为24个薪级，每个薪级对应一个固定薪酬标准，打破公立医院传统的院科两级分配制度，根据人员系列和薪级进行分配，同一系列同一薪级的职工在不同科室的固定薪酬相同。建立以科室服务量和成本、科室和个人服务质量为主的绩效考核制度，根据考核结果发放绩效薪酬，医院的薪酬制度与医院的业务收入完全脱钩。合理拉开医疗、医技、护理、行政人员的工资待遇差距，体现医生在医院中的核心地位，医生人均年收入是护士的2.7倍（全国平均1.4倍），使医生的薪酬水平逐步达到在岗职工平均工资水平的3～5倍，或公立医院人员支出占业务支出的比例达到50%～60%，使医务人员的收入与付出相匹配。

（2）加强管理体制建设

一是建立管办分开的治理结构。该医院设立董事会、管理团队和监事会，履行决策、执行、监督职能。董事会行使医院重大事项决策权，董事长由深圳市分管副市长担任，其他董事由深港双方各委派9名代表担任。该医院管理团队执行董事会决策，负责医院的运营管理。院长由香港大学推荐医学专业人员担任，作为医院的法定代表人；常务副院长由深圳市政府委派，协助院长管理医院的日常事务。设立院务管理委员会等12个专家委员会，辅助管理团队进行决策和管理。监事会负责监督董事、医院管理团队的职务行为，由深圳市政府、香港大学派出的代表以及医院职工代表共同组成。该医院运行顺畅，建立了决策、执行、监督相互协调、相互制衡、相互促进的治理机制。二是该医院享有充分的运营管理自主权。深圳市政府作为出资人，履行对医院的举办和监督职责。香港大学作为运营方，负责医院运营管理，委派院长。以院长为首的医院管理团队行使医院科室架构设置、人员队伍组建、中层干部聘任、薪酬制度安排、内部绩效考核、年度预算执行等运营管理自主权。三是把党的领导融入医院治理结构。党委书记由深圳市委卫生工委选派，进入董事会参与医院发展规划、"三重一大"等重大事项的决策，支持院长依法独立行使经营管理权，发挥医院党委的领导作用。四是以章程统领医院运行，董事会制（修）订医院章程，明确医院性质、办院方向、办医宗旨、功能定位、组织结构、决策机制、管理制度、监督机制、党的建设、患者权利等内容，使医院严格按照章程规范有序地运行。

（3）深化内部管理改革

一是改革医疗服务模式，推行全预约服务。医院首推非急诊100%预约诊疗服务制度，保障首诊患者与医生有15～20分钟的沟通时间。二是推行"先全科、后专科"。医院设置全科医学与家庭医学门诊，让小病、常见病患者在此接受治疗，有需要进一步治疗的患者再转入相应的专科，提高就诊效率和准确度，让专家集中精力看大病和带徒带教，降低了医疗服务成本。三是执行"唯一病人号"制度，将患者的身份信息和医疗档案建立起一对一的关系，保证患者档案的完整性和连续性，方便医生做出全面诊断。四是推行团队诊疗服务。患者按科室挂号，由科室安排医生为患者提供服务，避免专家"看小病"，让专家资源得到合理利用，并让年轻医生得到培养、锻炼。五是引进国际标准处理模式，建立急诊预检分诊制度，有效提升对急症危重患者的救治效率。六是推行国际化质量安全标准。打造六大诊疗中心，积极开展多学科诊疗。依据国际最新诊疗指南规范治疗，严格进行医疗服务品质管理。加强药事管理，推行优质临床药学服务，建立健全临床药师参与住院患者药物治疗全过程制度。规范抗生素的使用，不设门诊输液室，严格执行药品拆零发放制度，防止患者过度用药。引入香港的优质护理经验，设立专科护理小组，带领专科业务发展，不断提升护理专业内涵。七是强化成本控制。对所有服务和物资均实行招标采购，公开、透明。严格进行预算管理，以预算管理为抓手进行费用控制，全员参与预算编制过程，审视医院资源配置。坚持"无预算、无支出"原则，有效控制医院总支出。严格控制消耗性资源和后勤支出，2018年，该医院的管理费用占业务支出的比例为7.2%（全国平均为10.8%）。八是提供多元化医疗服务。积极发展特需医疗服务，2018年，特需医疗服务收入占该医院医疗收入的比例达到12%。截至2019年11月，该医院为1.8万人次跨境患者提供深港异地结算的医疗服务。设立香港大学深圳医院华为荔枝苑门诊部。九是树立医患互信的医院文化。设立病人关系科，建立患者投诉管理机制，以投诉为起点持续改善医疗服务质量。2018年，患者投诉率下降到0.06%。倡导暴力零容忍和公开披露的医疗文化。为所有医生购买医疗责任险，将医疗事故责任交予第三方处理，充分保障患者和医院双方的合法权益。对收受红包、回扣等"零容忍"，医务人员一旦违规即开除处理。该医院获得港深两地社会慈善捐赠超过1亿元。

（二）主要成效

深圳市规划建设"区域医疗中心+基层医疗集团"为主体的整合型优质高效医疗卫生服务体系，通过优化服务体系、创新体制机制、规范服务标准，着力推动医疗卫生资源下沉、中心下移，构建"顶天立地促健康"的卫生健康服务发展新格局。2020年，深圳市人均预期寿命达到83.53岁，孕产妇死亡率、婴儿死亡率分别降至4.79/10万和0.114%，居民健康素养提高到44.87%，居民健康指标持续稳定在世界先进国家和地区水平。

三、杭州市

（一）主要做法

1. 坚持顶层设计，注重改革整体性

杭州市在市域范围顶层设计、试点先行、分步实施、整体推进，将试点成功的项目在全市医院全面实施；积极破除管理体制掣肘，使杭州模式向省属医院延伸。例如，在"智慧医疗"系统改造方面，省属医院缺少统筹，各自为政，与杭州市顶层设计、整体推进的工作模式不相吻合，原杭州市卫计委与省属医院沟通，提出书面建议，采用技术人员上门对接等方式，最终打开了局面，10家省级医院完成杭州模式"智慧医疗"系统改造。

2. 不断提升基层服务能力

（1）畅通双向转诊渠道

杭州市多措并举，推进分级诊疗落实。在市级医院与基层医疗机构间探索建立双向转诊、双向业务交流、双向绩效考核等为重点的"双循环"模式，推动医务人员与患者的纵向流动。完善市级双向转诊平台，将市级医院门诊、住院、检查等资源优先向基层开放，提前2周下放40%以上的省市级医院专家号及普通号。分级诊疗趋势逐步显现，主城区家庭医生签约居民的社区就诊率从2015年的61.09%提高到2020年的65.14%，转诊到省市医疗机构患者的比例从2015年的15%下降到2020年的7.89%。

（2）丰富家庭医生签约服务内涵

杭州市以政府为主导，部门协同，不断丰富签约服务内涵，拓展签约服务外延，形成医养护一体化签约服务"杭州模式"。加强对困难群众、残疾人群等重点人群的摸排，落实应签尽签。持续推进医防融合一体化门诊建设，深化高血压、糖尿病患者全周期健康管理。加强全专联合团队建设，开展规范药物治疗、生活方式干预、健康宣教、定期随访管理。推出68种个性化签约服务包，并推行慢病长处方、智慧"云药房"等服务，满足居民的就诊需求。全市共有家庭医生4 367名，组建家庭医生签约服务团队2 315个，为352.14万城乡居民提供签约服务，其中，十类重点人群344.11万人，签约覆盖率为86.8%。

3. 完善配套保障措施，强化支撑保障

（1）持续完善医养护一体化签约服务配套政策

建立市、区财政和个人共同分担的经费保障机制，明确签约服务补助经费为每人每年120元，其中，个人、市级财政和区财政分别承担10%、25%和65%。签约服务经费作为单独奖励，不纳入绩效工作总额。对选择社区首诊的签约参保人减免300元门诊起付标准，签约居民享受医保报销比例增加3%和16种慢病长期处方优惠政策。

（2）实施政企合作，破解投入和运行模式单一问题

杭州智慧医疗的发展过程中，除了财政支持以外，原卫计委与金投集团合作，探索建立"政府主导、社会运营、便民惠民、合作共赢"的政企合作新机制。卫生部门提出工作理念、搭建平台，国企出资金和设备，共同研发和推广项目，既减少了财政负担，又加快了项目的应用。

（3）数字赋能，卫生健康信息共享

杭州市依托数字赋能，让数据更加协同。一是实现信息互通共享。杭州市建设了连接所有市属医院以及区、县（市）的区域健康信息平台，成为全国首个获得国家区域健康信息互联互通标准化成熟度测评四级甲等的省会城市。不断完善市级医养护一体化信息平台，实现诊疗、家庭医生服务、公共卫生服务等信息互通共享。基于信息互联互通，实现电子健康档案共享和医疗影像数据实时调阅共享。利用"城市大脑"平台，建立"舒心就医""电子健康档案实时查询""刷脸就医"等应用场景。新冠肺炎疫情期间，在基层医疗机构及时推出互联网签约和诊疗服务。加快电子健康档案向居民开放，开放率达到72.25%。二是开展"最多跑一次"便捷服务。杭州市出台《杭州市医疗卫生服务领域深化"最多跑一次"改革实施方案》，成立"一站式"检查预约中心、入院准备中心、门诊综合

服务中心，将服务关口前移。加强与公安、医保、数据管理等部门出生相关基础信息的动态共享，建立"出生一件事"联办机制。推进城市"急救智能联动"工程建设，加强院前急救人员与公安部门、交通部门、医院联动、数据共享，逐步实现院前急救人员能实时掌握路况信息、医院床位信息，公安部门为救护车开启急救护航，进一步缩短平均急救反应时间。三是打造全民健康信息服务门户。整合全市医疗卫生资源建设一站式的"杭州健康通"APP，提供计划免疫预约、预约挂号、当日预约、报告查询、医疗账单、亲情养老等服务，覆盖就诊全过程、就医全人群。

（二）取得成效

到2020年年底，杭州市人均预期寿命达83.12岁，孕产妇死亡率、5岁以下儿童死亡率分别降至1.69/10万和0.278%，全市居民健康素养水平达到38%，人群主要健康指标达到高收入国家水平。国家基本公共卫生服务项目绩效评价两次荣获全国第一。"城市大脑"推行"舒心就医"，实行"先看病后付费"。依托"健康码"，在全国率先推出"一码就医""健康证明""健康档案""心理援助""一键急救"等应用。打破省市信息壁垒，实现全市域检查检验结果共享互认。

四、三明市

（一）主要做法

1. 多位一体联动推进

三明市秉持系统集成理念，打破多头管理局面，把涉及医疗、医药、医养问题的主要职能部门归口一位市领导管理，强化对部门之间的沟通协调。2012年1月，三明市成立深化医药体制改革领导小组，成员包括编办、发改、财政、人社、卫生、药监等医改相关的15个重要部门。市、县"一把手"既挂帅又出征，承担了领导和推进医改第一责任人的责任，对医改任务亲自部署，对重大方案亲自把关，对关键环节亲自协调，对落实情况亲自督察，推动医改工作向市、县、乡、村四级全覆盖。

2. 整合县、乡、村三级医疗机构，打破横纵向壁垒

以县（区）域为单位整合所有公立医疗机构，组建总医院，将其作为保障县（区）域内人群健康的责任主体。在各县域内确定一家实力较强的综合医院作为总医院主体，将县、乡、村三级公立医疗机构整合为行政、人事、财务一体化的整体，并赋予总医院办医自主权。总医院的组建，突破了行政、人事、财务的壁垒，让市、县、乡、村四级医疗机构成为"一家人"，使总医院内部医疗资源

得以充分调配、流动、共享，有力地推动了分级诊疗体系的构建。总医院（医共体）的组建，理顺了政府与医院之间的责任关系——政府承担应有的建设责任、管理责任和监督责任；总医院享有自主经营权，实行统一的责任、权力和利益管理机制。

3. 建立现代医院管理制度

一是加强公立医院党的建设。实行党委领导下的总院长负责制，分设党委书记与总院长，并配备行政副院长，制定总医院章程，全面推进总医院内部管理科学化，不断提高运行效率。二是实行院长聘任制。淡化二级以上公立医院院长行政级别，实行院长聘任制、任期目标责任考核，院长由同级医改领导小组聘任，推进公立医院院长职业化、专业化。三是落实经营自主权。赋予总医院人事管理、副职推荐、内部分配、年度预算和运营管理等自主权。四是实行编制备案管理。打破现行公立医院编制管理限制，合理核定各级公立医院人员规模，将编制使用审批制改为备案制，由公立医院自主考核和录用聘用人员，将招聘结果报相关部门备案。五是实行总会计师制度。在县级以上医院设立总会计师岗位。总会计师承担财务管理、成本管理、预算管理、会计核算、会计监督等职责。

4. 建立医防协同融合新机制

在总医院（医共体）专门设立了公共卫生科。公共卫生科承担起公共卫生服务职责，使县、乡、村三级公共卫生业务连贯、衔接，覆盖全体居民。2017年，三明市明确妇幼保健院、皮肤病医院、精神专科医院参照执行公立医院综合改革薪酬政策。2019年下半年，在三明市疾控中心及5个县（市、区）启动疾控中心综合改革试点，并全面推开。三明市疾控中心实行"公益一类保障、公益二类管理"。

5. 强化支撑保障措施

（1）改革医疗保障体制，医保、医药、医疗协同发力

一是"三保合一"，理顺医保管理体制。将城镇职工医保、居民医保、新农合这三类医保经办机构整合成市医疗保障基金管理中心。该中心承担药品限价采购与结算、基金管理、医疗行为监管、医疗服务价格调整等职能，实行垂直管理，使之成为"三医联动"的重要抓手和平台。二是"招采合一"，发挥医保机构在药品采购中的主导作用。将药品集中采购职能并入医保中心，改革药品采购方式，医院向医保中心报送临床用药需求目录，医保中心负责统一采购和结算，彻底切断医院与药品耗材供应商之间的资金往来，也彻底解决医院、药品供应商、医保机构之间长期解决不了的"三角债"问题。三是推进医保便民惠民。打破门诊与

住院界限，出台医疗保险普通门诊统筹政策，通过门诊费用的报销，引导参保人在门诊就医来治疗常见病、多发病，减少"挂床"现象，也降低住院率。

（2）实行县域医保基金打包支付

建立"一组团、一包干、两确定"机制（即组建总医院，实行医保基金总额包干，确定将医保基金结余部分纳入医疗服务性收入，确定健康促进经费从医疗机构的成本中列支），实行县域医保基金"总额包干、超支不补、结余留用"的激励约束机制，将医保控费的外在压力转化为医院节约成本、提高效能的内生动力，引导总医院和医务人员参与普及健康生活、优化健康服务。

（3）加大公立医院投入

三明市政府对公立医院的投入稳步增加，基本落实公立医院定项投入政策，财政投入约占10%，使公立医院"硬件投入靠政府"有保障。按照医保基金"总额包干、超支不补、结余留用"的原则，按人头年度打包支付给各总医院。医保基金从只支付医疗费用扩展到还支付健康管护费用。

（4）实施薪酬制度改革

自2013年起，三明市率先推出院长目标年薪制，由医改领导小组聘任公立医院院长，院长年薪由同级财政全额负担。这体现了院长代表政府履行医院管理责任，切断了院长与医院之间的利益联系。实行医生目标年薪制。参照国际上医生收入一般为社会平均收入3～5倍的惯例，对在职临床类、技师类和临床药师类医务人员，按照级别和岗位，实行不同等级年薪。自2015年起，三明市实现医院全员目标年薪制，将原有的公立医院编制使用审批制改为备案制，淡化二级以上公立医院编制管理，由公立医院自主考核和录用聘用人员，实行编内、编外人员同工同酬。

（二）取得成效

三明市居民健康水平不断提高。城乡居民人均预期寿命由2010年的75.29岁增长至2020年的80.02岁。医务人员的阳光收入大幅度提高，人员支出占医药支出的比例大幅度提高。医院收支结构得到较大改善，药占比快速下降，初步破除"以药补医"的旧机制。医院的医药收支结余下降可控，公益性质得到强化，医院发展可以持续。在全市公立医院医药总收入中，医疗服务性收入、药品耗材费用、检查化验收入的比例由2011年的18%：60%：22%优化为2020年的41%：33%：26%。部分综合医院的医疗服务性收入占医药总收入的比例达到48.67%。在2017年，全市三级与二级公立医院医生的目标年薪分别以20%与10%的幅度增加。

第二节　整合型医疗卫生服务体系的国际经验

一、美国医疗卫生体系整合模式

美国医疗体制是典型的市场经济模式，医疗总费用快速增长，超过GDP的18%。2007—2018年，美国财政卫生支出占政府支出的比例从19.9%提至24%。[①]美国医院分为营利性与非营利性医院，营利性医院由个人或企业投资，非营利性医院的经营效率低于营利性医院的经营效率。非营利性医院由慈善机构或政府投入，政府对健康和社会福利部的财政拨款排在第二位，仅次于对国防部的财政拨款；建立县立、州立及联邦三级医疗卫生安全网络系统，拥有百余家大型医院及社区诊所，提供全国73%的门诊医疗和住院服务以及70%的医院床位服务；慈善组织投入的医院以教会投入为主，以居民自愿捐助为辅，全额免税，以教徒和其他平民为主要就医者，并为70岁以上老人、失业者、特困者、军人、犯人等提供免费服务；还有专门为亚裔、墨西哥裔、印第安人等少数族裔举办的平民医院，约有3 000万贫困患者无条件参加医疗保险。[②]世界首部《医院法》诞生于美国，医疗监督立法严格，无论是营利性医院还是非营利性医院，管办分离，有序竞争，患者自由择医。医院内部管理主要可以分为三层模型：一是营造合理的组织文化和价值观，二是建立适当的组织架构和团队，三是应用具体的管理工具。美国公立医院的收入主要来源于医疗保险，政府资金支持主要有特别税收和财政资金。主要以按项目支付、按病种支付以及按人头支付等来控制医疗费用，降低整体成本。大型医学中心和教学医院的患者服务相关利润率为2%～5%，加科研、教学及投资收入，总利润率为2%～8%；社区医院利润率为1%～4%。[③]

2010年，美国国会通过了《保护患者和平价医疗法案》（Patient Protection and Affordable Care Act, PPACA），在借鉴之前整合经验的基础上，提出倡导建立侧

---

① 昝馨，朱恒鹏. 羡慕美国？教你看懂美国医疗体系123（一）［EB/OL］.（2017-01-09）［2022-04-15］. http://www.casscppr.org/article/yiliaogaige/other/1683.html.

② 周毅. 医疗体制改革比较研究［D］. 杭州：浙江大学，2015.

③ 杨中浩. 基于医疗服务相对价值的公立医院薪酬规制研究［D］. 上海：上海财经大学，2020.

重支付和组织结构整合的责任型保健组织（accountable care organization, ACO）和侧重服务内容整合的以患者为中心的医疗之家（patient centered medical home, PCMH）等新型整合型医疗卫生服务模式，希望以此提高医疗卫生系统的效率，缓解攀升的医疗费用。

支付和组织结构整合——建立责任型保健组织。ACO主要针对美国国家医疗保障中心（centers for medicare and medicaid services, CMS）管理的老年医保人群，同时也鼓励商业保险参与。ACO一般由多个医生、医院及其他医疗服务提供者自愿组建而成，可以是公司、基金等法定实体。[①]ACO在以下几个方面进行了调整：一是建立长期合同。CMS与ACO签订周期至少为3年的合同，CMS希望ACO通过前期在预防服务方面投入更多的医疗资源，避免后期医疗服务的成本更高，以较低的总成本维持其负责人群的健康。二是CMS分配参保人群，避免商业医保的逆向选择问题，同时保留患者的就医选择权。三是建立突出质量指标的系统绩效评估制度。CMS为ACO设定了要求报告的四维度服务质量指标，包括患者及照护者体验、服务协作与患者安全、预防保健与健康行为、风险人群疾病控制。四是采取总额预算、结余共享和按绩效付费相结合的复合支付方式。ACO使以收治急重症患者为主的大医院与负责患者日常预防保健和基本医疗需求的基层医疗机构分工明确，联系紧密，作为一个协调的整体，以更低的成本共同为患者的健康结局负责。

服务内容整合——建立以患者为中心的医疗之家。PCMH模式是在医师诊所的基础上，改变片段式的服务，根据患者的需要重新设计初级保健服务组织和流程，为患者提供全面的、持续的、协调的多学科团队式医疗服务。PCMH主要通过组织结构和医患关系的调整，从个体医务人员服务个体患者转变为初级保健医生领导的基层医疗团队服务整个患者群体。结合代表美国PCMH先进水平的剑桥健康联盟的案例来看，人员构成方面，初级保健医生（家庭医生、普通儿科医生或妇科医生等专科医生）一般作为团队的领导者，其专业技能也决定了该团队所负责的患者人群；医师助理负责共同管理患者和提供紧急医疗服务；护士主要负责慢性病管理和健康教育；病例管理人员、协调员等专职负责协调资源使用、患者健康状况的追踪和指导电子健康档案使用等。多学科团队式服务意味着团队中的每个成员都有明确的分工和协作关系，根据患者的需求直接与其对接，从而分

---

① AMELUNG V, STEIN V, SUTER E, et al. Handbook integrated care ［M/OL］. Springer Nature Switzerland AG, 2021. https://link.springer.com/book/10.1007/978-3-030-69262-9?page=1.

担了医生的工作，提高了服务可及性。[1]PCMH的多学科团队根据专业技能与患者群体的需要进行匹配，建立长期的信任合作关系。鼓励医务人员支持患者及其家属参与医疗决策和健康教育等环节，根据患者当前及预期健康水平，共同制订改善健康状况或慢性病管理的计划。此外，PCMH有一系列配套机制，例如，应用整体化的卫生信息技术，通过支付方式改革推动服务整合，建立整合医疗卫生服务工作制度，建立慢性病支持小组并为患者自我管理提供帮助。

凯撒医疗集团诞生于1945年，采取医保和医疗服务统一管理的模式，同时兼具支付方（保险）和服务方（医院）的双向功能。凯撒医疗集团的服务体系建立在基础医疗卫生服务体系之上，构建了"医院+保险+患者"三方整合体系。参保方通过总额预付方式，将资金交给凯撒医疗集团，注册成为会员，此后其门诊与住院费用均低于非会员的相关费用。会员服务由线下诊所与医院提供。会员可凭会员身份预约服务。根据会员选择的服务项，凯撒医疗集团选择合适的医务人员、诊所、药房或医院，并提供位置及联系方式，便于会员联系。保险方在收取会员的费用后，与医院或医生集团签约，确定相应的医疗卫生服务价格，并将一定比例的医保费用拨给医疗卫生服务的提供方。此服务体系最大的特点是整合了患者、医生、医疗卫生机构、保险机构，其核心价值体系是实现利益共享。[2]

启示：CMS希望ACO通过前期在预防服务方面投入更多的医疗资源，充分体现了预防为主的思想。PCMH模式中，初级保健医生一般作为团队的领导者，基层医生是整合型服务体系的"守门人"，凸显其在整合型医疗卫生服务体系建设中的重要作用。另外，医保支付方式改革对于推动医疗卫生服务整合有着至关重要的作用。凯撒医疗集团将整个体系作为一个市场主体，在与医保组织签订合同后，直接确定补偿总额，风险分摊与结余共享机制体现了医保作为经济杠杆的调控作用。凯撒医疗集团的医疗信息系统很强大，提示我们应当加强分级诊疗、医联体、医共体的信息化建设。

二、德国疾病规范管理项目

德国医疗服务体系的特点是门诊、住院和长期照护服务相互独立。德国政府对公立医院实行了医院自治及公司化管理等改革措施。政府在公立医院改革上应

---

① 柏杨，祝贺，马晓晨，等.美国卫生体系整合模式探索及其对我国的启示 [J].中国卫生政策研究，2020，13（2）：46-52.

② 钱晨，王珩，李念念.凯撒医疗及其对我国紧密型县域医疗卫生共同体建设的启示 [J].中国卫生资源，2020，23（2）：172-175，181.

用了私营企业管理的方法，按照自愿原则把医院合并后改制成有限责任公司，由政府持有100%的股份，公司内部是合作伙伴关系，各组成部分没有独立的法人地位。[1]德国医疗服务体系高质量发展是以医保费用的有效利用率为杠杆，调整医保收费结构，增加医保收入，公平与竞争结合，透明度与多样性结合，医保制度与社区卫生服务结合，健全竞争及测评机制，完善法典，政事分开，医药分离，开源节流，简化健康福利，树立健康理念，让参保人自主选择医疗服务，减轻参保人的经济负担，鼓励公立医院私有化，实现法定医保公平与效率均衡，保证最佳医疗质量。[2]评价"新医改"成效：突破和创新现有体制，提高医保费用，改革公立医院制度，取消药物定价制，保费让利，有限投入，获得最大效益，"新医改"具有预防性、强制性、稳定性、灵活性，呈现多样化、人性化。

德国法定医疗保险基金于2003年为多种慢性病患者设计了"疾病规范管理项目（disease management program, DMP）"。DMP有两个目的：一是提高保险金的使用率，为患者提供更好的服务，通过家庭医生和专科医生的合作为慢性病患者提供整合型结构化的治疗服务。二是消除德国家庭医生、专科医生和急性病医院之间各自为政、"各挣保险金"的执业传统，为慢性病患者提供连续、统一的综合服务。患者进入DMP需要具备一定的条件。DMP将每类医疗机构和医生需要提供的服务以清单形式固定，最大限度地保证供方、需方和医保方的信息对称，更重要的是按照"一个患者一份病例，所有服务共同记账"的"区块链"思想，降低了服务提供者实施"损人利己"机会主义行为的概率。

在德国，松散的组织形式却能提供持续性、无缝隙的整合型医疗服务，关键是对供方激励机制的设计。对医保方来说，德国的医疗保险基金较强的管理能力和医师执业传统，使得以个体医师为支付对象的制度设计成为可能。法定基金以"总额预定下的点数付费"对门诊医师支付医保金额，医师服务的耗时和复杂程度与点数挂钩。从供方角度看，在DMP模式下，家庭医生要做的主要是检测、判断、开具处方药和转诊，家庭医生的能力越强，服务质量越高，签约人数就越多，形成规模效应后收入是可观的。[3]

启示：整合型医疗服务的本质也许并不在于组织形式的整合，而重在对供方激励机制的设计。各地应当根据实际情况选择紧密型或松散型医联体，如果选择

① 江鸿.广州市公立医院资源配置与运行机制研究［D］.广州：暨南大学，2013.

② 周毅.医疗体制改革比较研究［D］.杭州：浙江大学，2015.

③ 农圣，谈玉平，郑芸，等.德国DMP对我国构建整合型医疗服务体系的启示［J］.中国卫生经济，2020，39（4）：90—93.

松散型医联体，要有效整合供方、需方和医保方的信息，提高服务流程的效率，提升家庭医生的服务能力，利用医保杠杆促进资金精准分配。德国DMP模式为我国松散型医联体提供了一种思路。

三、英国整合化、福利型的国家医疗服务模式

1980年起，强大的财政压力致使英国政府在医疗领域进行改革。基本改革措施：充分利用医疗资源，患者必须先到家庭医生或社区诊所就医，当他们不能应对时，再往上一级医疗机构转诊。导入市场机制，逐步实行管办分离。政府作为出资方购买医疗服务，医院管理公司和基金组织负责各类医疗机构的经营管理权，医院之间相互竞争，这样可以节省成本，降低医疗费用。在英国的卫生改革中，医院不再是政府的附属预算单位，而是独立核算的自治国有机构。1990年起，英国将公共私营合作制（public private partnership, PPP）应用于医疗领域。英国"高质量发展"在"强基层"，尤其是在"建机制"方面成效显著：从"医师中心"向"患者中心"转型，从自愿参保向强制性参保转型，从"治已病"主导向"治未病"主导转型，从过度治疗谋利向合理医疗双赢转型，从侧重资金来源向加强资金流向控制转型，从以药补医方式向按人头付费方式转型，从偏重医疗行政管理向全科医师当家做主的放权增效机制转型，建立健全全科医师"守门人"制度，控降药价，打牢医疗保障体制根基。

英国国家医疗服务体系（national health service, NHS）是英国整合型医疗和福利制度的代表。NHS由各级公立医院、社区医院和各类诊所和养老院等基本单位组成。NHS提出利用体系内部各机构的整合满足居民的健康需求，把医疗、预防、保健、康复、健康教育和健康促进等进行整合，通过以社区全科医生首诊为基础和双向转诊为途径的分级医疗体系，提供系统、连续、全方位的服务。NHS最大的特点是通过三个层级的分级诊疗实现了不同层级医疗资源和服务的整合。其中，一级诊疗由全科医生和家庭诊所提供，主要针对有常见病和轻微病症的人群，据统计，90%的英国患者在这一阶段能被治愈，NHS 75%的资金也被用于这部分；二级诊疗服务由地区性综合医院提供，主要针对重症、急症患者提供专业的医护和手术服务；三级诊疗的服务主要解决专科领域的疑难医疗问题，由专科医院和教学医院提供。英国实行严格的"守门人"制度和转诊制度。"守门人"制度的实施使得英国90%的健康问题在基层得到解决，转诊制度下患者得到经过全科医生的许可后才可以转诊。分级诊疗制度形成了"社区首诊、双向转诊、分级治疗"的就医格局，有利于为患者提供连续性的医疗服务，同时还在一定程度

上控制了医疗费用的过快增长。NHS合理整合了市场资源，逐步推行"管"与"办"的分离。NHS还通过联盟、控股或合作等方式在同类医疗机构间建立横向整合。此外，英国政府在其2015年签署的卫生发展五年规划中提出要建立统一的、国家层面的NHS领导机构，充分调动患者、志愿部门、监管机构、信托发展机构和NHS一起工作，通过这种方式，实现初级保健信托机构、NHS信托机构和临床委员会等的整合。①

启示：社区首诊、双向转诊是分级诊疗制度实现的基础，也是整合型医疗卫生服务体系建设的基础。英国采用严密规范的"守门人"制度以促进分级诊疗的有效实现，明确规定首诊、转诊的疾病种类和转诊标准，并通过建立严格的临床路径和诊疗管理制度，实施质量评审。青岛市在社区首诊、双向转诊方面尚处于起步阶段，提升基层服务能力并建立系统完善的分级诊疗机制是当前的重点工作之一。

四、新加坡医疗集团

新加坡的医院分为三类：政府医院、国有民营的公立医院及私人医院。慈善医院以及政府医院的所有权均归新加坡政府所有，统一称为公立医院，实行法人化管理和集团化管理。政府卫生行政部门对医院享有监督和管理的权利。公立医院应立足于基本、低廉以及非高科技的医疗卫生服务，并且确保居民可负担医疗卫生服务费用。公立医院改革之后，政府有权调整公立医院的床位、仪器设备购置以及服务价格等，每年拨款用以补贴患者的医疗卫生服务费用。采用商业化审计的方式来监督和管理医院的财务。政府给予医院一定的财政补贴，按照医药服务、病房规定环境及服务态度应达水平，以补足公立医院的"政策性亏损"差额，并且从源头上降低药品的生产成本，从而有效地减少了药品逐层加价的问题。通过国家和政府的有效干预，新加坡的卫生总费用控制在较低水平，拓宽了公立医院筹资的渠道。

新加坡在1999年对公立医院进行重组，成立了新加坡保健服务集团和国立医疗集团。这两个公立集团由卫生部控股，其下属医院具有独立的法人资格。每个集团发展成为两级医疗网络，提供基本医疗保健服务的社区医院和普通诊所构成一级医疗网络，综合医疗组织或专业医院构成二级医疗网络。两级医疗网络服务

---

① 叶江峰，姜雪，井淇，等.整合型医疗服务模式的国际比较及其启示［J］.管理评论，2019，31（6）：199-212.

系统可以促进医疗集团内部资源的流通和整合，优化服务流程，更好地为患者提供整体、持续的服务。[①]一是两大集团采用现代企业化管理模式。集团设立董事会等管理机构。政府在具体运营和管理上赋予集团较大的自主权，并要求集团不得以营利为目，同时自负盈亏，以此确保集团可以利用有限的政府投入承担国民保健任务。政府对集团的床位数、价格和昂贵仪器的采办等有监督权、控制权，并且将服务提供者和购买者分开，即医院只承担提供医疗服务的责任，不承担药品和大型设备采购的责任。二是集团内部全面推进医院信息化建设。两大医疗集团的信息系统包含患者的经济状况、电子病历、医保账户等信息，这为患者有效转诊和得到长期护理提供了条件。三是集团内部支付方式的改革促进了双向转诊的实施。集团内部推行按病种和总额预付的付费方式，大约有70种疾病的医疗费用是以病例组合的方式付费，其他疾病的医疗费用是以打包付费的方式拨付给医院的。在同一医疗集团内，医院为了节省费用，主动下转患者，医院之间的利益平衡得到了较好的保障。

启示：新加坡两大医疗集团内部为患者有效转诊建立了完整的包含经济状况、医保账户等内容的信息系统。信息化的发展为整合型医疗服务系统提供了战略平台。要实现分级诊疗、医联体和医共体建设，信息化基础设施建设、互联互通的程度是关键。青岛市信息化互联互通程度不高，各区（市）甚至各医院的信息系统"独立为政"，亟须在信息化建设方面发力。

第三节　青岛整合型医疗卫生服务体系建设案例

一、医共体建设案例分析：青岛西海岸新区人民医院健共体

近年来，青岛西海岸新区人民医院积极推进健康服务共同体（简称"健共体"）建设，不断满足人民日益增长的健康需求。2018年5月，西海岸新区人民医院按照紧密型县域医共体的建设标准，联合7处乡镇（街道）卫生院和城区两家基层医疗机构、247个村卫生室、3家养老机构，组建了青岛市首个紧密型健共体。

---

① 孙杨，孟庆国，申俊龙，等. 国内外医联体医疗资源整合模式分析 [J]. 中国医院，2022，26（3）：2-6.

健共体涵盖医疗卫生机构、养老机构以及村卫生室。健共体为区域460个行政村34万群众提供疾病预防、医疗、保健、康复、医养结合等全方位、全生命周期的健康服务，逐步形成"健康预防、基层首诊、慢病共管、双向转诊的分级诊疗"服务新模式。

（一）主要做法

1. "五化模式"推进健共体紧密融合

一是党政管理一体化。2020年5月，西海岸新区第三人民医院（成员单位）党总支划归健共体总院党委，全面实施"党政一体化"。2021年7月，将西海岸新区皮肤病防治站（成员单位）党支部的隶属关系由区局机关党委管理调整为由西海岸新区人民医院党委管理。2018年8月，国内首创的健共体工会联合会和职工代表大会正式成立。2018年10月，健共体第一届理事会成立，同时组建健共体理事会、监事会，组建健共体最高决策机构。每年组织召开健共体职工代表大会，畅通健共体民主管理渠道，让成员单位职工参与重大事项决策，让职工对医院产生认同感、归属感，形成了利益与共、休戚相关的共同体。

二是医疗服务管理同质化。为保障健共体内医疗服务质量，成立健共体质控管理中心，健共体上下实行标准统一的医疗质量管理。健共体质控管理中心每季度组织对医疗、护理、医院感染、公共卫生、医疗保险、安全生产、药品与医疗器械等的督导考核，撰写质控简报，跟踪整改，形成质控环节的闭环管理。健共体质控管理中心建立后，甲级病历率提升14.33%，基础护理合格率提升34.8%，护理文书合格率提升21.7%，高危药品管理合格率提升26.1%，仪器设备完好率提升18.9%。西海岸新区人民医院健共体根据各成员单位的实际需求，开办公共卫生、慢病管理、技能培训等专科培训共计8期，帮助基层培养复合型人才，推动基本医疗业务和公共卫生服务能力不断提升。

三是临床路径管理规范化。为进一步控制临床不合理医药费用的增长，规范诊疗行为，健共体自成立以来，全面推进临床路径管理。健共体总院进入临床路径病种达570个，基层医院进入临床路径病种为131个，牵头医院住院患者入径率达93.23%，出径率达81.69%，基层成员单位住院患者入径率达86.99%，出径率达70.37%，整体提升了医疗服务规范化水平。

四是慢病分级管理精准化。成立慢性病防治管理中心，将总院专家纳入家庭医生团队，建立由总院专家、基层医院全科医生、公共卫生医师、护士、乡村医生组成高效家庭医生团队。符合一级慢病管理的患者，由乡村医生负责健康干预和管理；符合二级慢病管理的患者，由基层医院全科医生管理；符合三级慢病管理的患者，由总院慢病专家干预管理。建立双向转诊平台，按疾病分级进行健共体上下双向转诊。打造"乡村医生-卫生院（社区卫生服务中心）医生-牵头医院专家"三联动。构建"村卫生室-基层医院-牵头医院"互相衔接的慢病精准化管理体系。截至2021年第一季度，西海岸新区人民医院健共体共管理慢病患者3 754人，为每位患者建立一份档案，设计一种方案，结对一位专家，使慢病管理进入了全新的个性化、精准化、科学化时代。

五是药品耗材管理一体化。健共体成立药械管理中心，统一耗材目录，对耗材集中招标议价，统一配送，对设备统一管理。药占比下降4%，普通耗材的平均价格下降34.6%，高值耗材的平均价格下降43%，检验试剂的平均价格下降25%，每年节省耗材采购成本1 000余万元。对临床用药、耗材全部参加省级平台采购。落地了4批143种药品和冠脉支架等耗材的国家集中带量采购，节约医保基金5 744余万元。

2. "四项机制"提升健共体服务能力

一是打造人员双向交流机制。根据西海岸新区卫生健康局出台的《健共体内牵头公立医院下沉专家进驻基层开展诊疗服务的实施意见》《健共体内牵头公立医院下派医护人员服务基层的实施意见》，充分发挥健共体区级优质资源下沉能力，提升基层管理、技术服务水平。牵头医院选派3名院长、2名副院长、7名中层干部、11名基层班子成员交流，长期下派62名慢病专科医师到基层服务。专家和优秀医师下沉，开展坐诊、查房、带教、手术等，补齐了基层短板。截至2021年6月，下沉专家服务基层7 000余人次，帮扶基层医院开展手术1 000余例。

二是打造双向转诊闭环管理机制。畅通健共体内部上下转诊绿色通道，率先启用双向转诊平台，患者转院由之前的上下级医院"两脱节"变为健共体内的"一根线"，实现"患者未到、信息先行、入院定床"。截至2021年6月，已有9 780例患者通过双向转诊平台实现转诊，其中，上转患者6 105例次，下转患者3 675例次。构建了"基层首诊、双向转诊、分级诊疗"的就医新格局。

三是打造健共体内检查、检验"互认"机制。健共体成立"远程影像、远程心电"中心，实现信息数据互联互通，打造"基层检查+上级诊断+区域共认"的高效服务新模式，解决基层影像诊断医师短缺、诊断能力不足等难题。截至2021年6月，牵头医院完成远程影像诊断9 000余例，心电诊断500余例，远程病例会诊3 627例。远程心电中心与总院胸痛中心实现联动，通过远程心电紧急会诊心源性胸痛患者98例，并成功实施心脏介入手术59例。

四是打造健共体疫情网格化联防联控机制。建立"疫情防控物资储备报告制度""新冠疫苗接种一对一保障制度"。牵头医院先后为7家成员单位共计配送防疫物资30余次，保障了基层物资的储备及使用，同时建立三级联动体系，确保疫情防控不留死角。2021年上半年牵头医院共计派出疫苗接种保障人员100余人次，协同接种新冠疫苗479 265支，保障了辖区居民对新冠疫苗接种的需求。

（二）取得成效

一是健共体龙头强。西海岸新区人民医院已完成"四大中心"建设，包括省级胸痛中心、省级卒中中心、区级创伤中心、区级危重孕产妇中心，另有癌症规范化诊疗病房通过认证，新生儿救治中心正在等待验收。其中，胸痛中心自2019年11月成立至2020年12月已完成600余例急性胸痛患者的冠状动脉介入诊疗，对急性心梗患者最短33分钟开通梗死血管；截至2020年年底，卒中中心累计完成缺血性脑卒中溶栓596例，患者从到达医院门口就诊至静脉溶栓的时间（door-to-needle time, DNT）中位数稳步控制在38分钟以内，最短DNT仅为6分钟，创下青岛市静脉溶栓最短DNT记录；2018年成立创伤中心，截至2020年12月，西海岸新区人民医院共接诊救治各类急性创伤患者16 000余人；截至2020年12月，危重孕产妇中心共抢救危重孕产妇29例，积极开展了妊娠合并糖尿病、妊娠期高血压疾病、妊娠期肝内胆汁淤积、妊娠期甲状腺疾病、前置胎盘等疾病的诊疗工作，高危孕产妇接收比例超过60%；截至2020年年底，癌症规范化诊疗病房累计接诊肿瘤患者4 000余人，所有患者均得到规范化治疗，优化镇痛作用，避免不合理应用药物；新生儿救治中心已完成基础设施建设，成立新生儿救治小组，建立健全了一套科学、规范的管理、医疗、护理程序以及常规的新生儿救治体系，逐步开展新生儿溶血病、新生儿重症肺炎、新生儿消化道出血等疾病的诊治。

二是医学联盟建设强。西海岸新区人民医院加强对外合作和人才引进，正式加入山东大学齐鲁医院分级诊疗合作单位，成立分级诊疗技术协作医院，并与潍坊医学院附属医院共同成立眼科合作中心。2020年12月，山东省医院协会医共体分会成立大会在西海岸新区召开，选举西海岸新区人民医院健共体总院长许学兵为第一任主任委员。

三是基层服务能力强。2021年6月，青岛西海岸新区人民医院泊里院区新综合病房楼正式启用。按照二级甲等医院建设标准，新大楼配备现代化数字手术室、冠心病监护病房、电子内镜室、一体化影像系统、PCR实验室、血液透析室等。截至2021年12月，已成功开展13例脑卒中静脉溶栓，开创了基层医院急性脑卒中静脉溶栓的先例，还开展了首例经尿道膀胱镜检查术、首例腹腔镜下胃穿孔修补术等微创手术，开展各类三、四级手术。泊里院区的发展有效解决了西海岸新区西南部地区居民看病难、看病贵、看病远的难题，为打造西海岸新区西南部医疗中心奠定了基础。健共体多措并举推动基层医疗资源的均衡发展，使基层就医更加便利。2021年，基层医院门诊量增加到42万人次/年，比健共体成立初期提升12%；基层住院量较健共体初期增长8.15%；基层手术量同比增加180%。在基层医院进行与三级医院同样的治疗或手术，患者和家属少跑路，家属陪护方便，而且就诊价格更低，患者不出乡镇即可享受到三级医院专家的医疗服务，这极大地降低了患者就医的时间成本和经济负担，给基层百姓带来了福音。

四是患者、员工满意度"双提升"。在提升技术水平、服务质量和优化就医环境方面，通过对出院患者定期随访和对住院患者满意度的调查得知，2021年度患者对服务的满意度由92%上升到98.3%，门诊患者满意度由87.3%上升到98.1%。健共体成立后，员工对健共体运营管理、持续发展的满意度持续提升。

五是推广交流，共享经验。西海岸新区人民医院健共体建设经验和做法受到了国务院原副总理孙春兰，第十四届全国人民代表大会常务委员会副委员长、中国农工民主党第十七届中央委员会主席何维，国家卫生健康委主任、党组书记马晓伟，原山东省卫生健康委党组书记、主任袭燕等领导同志的肯定和认可，被誉为"西海岸模式"。西海岸新区人民医院健共体建设入选2020年度中国现代医院管理典型案例，荣获紧密型县域医疗卫生共同体组决赛第一名；被中国医院协会选为价值典型案例；参展2021年全国县域医共体建设优秀创新成果。国家、山东省、青岛市卫健委分别到西海岸新区人民医院健共体进行实地调研；全国各地60多家医共体建设单位先后到西海岸新区人民医院健共体学习交流紧密型县域医共体建设先进经验。

六是义诊巡讲送健康，真情服务聚民心。为提高全民健康意识和健康素养水平，根据农村实际情况以更贴近老百姓的方式把健康知识带到百姓家中，牵头医院建立长效机制，抽调慢性病专家和业务骨干，坚持每月深入村组，巡回进行健康教育讲座。西海岸新区人民医院健共体共开展健康教育讲座89期，参加讲座人数3 000余人。以各大节日为契机，举办"百姓情、健康梦""情系百姓、守护健康""不忘初心、牢记使命""献礼新中国成立70周年""医心向党、与爱同行""万名医护下基层"等系列义诊活动160余次，检查项目全部免费，惠及群众12万余人次。

二、慢性病一体化管理案例分析："三高共管"，推进家庭医生签约服务

近年来，青岛市全面落实以基层为重点的卫生健康工作方针，持续深化基层医改，以慢性病为突破口，以家庭医生签约服务为抓手，改革服务模式，创新实行"三高共管"慢性病一体化管理服务，推进基层医防融合，不断提升基层服务能力，增强人民群众的健康获得感。

（一）主要做法

在做实、做细家庭医生签约服务的基础上，以慢性病为突破口，围绕"三高"（高血糖、高血压、高血脂）患者的预防、治疗和康复，将"三高"人群纳入统一的监管系统和信息平台，形成综合防治工作方案，制定简洁、易懂、易操作的"三高共管"标准化操作手册，建立"三高共管""三级协同"一体化服务体系。

1. 实行签约服务"三高共管"

围绕重点人群按照诊疗规范确定了8个签约服务包，涵盖了154项服务项目，设立了42元的基本公共卫生补助资金、58元的家庭医生签约服务费医保支付项目和3个档次（20元、100元、200元）的收费服务项目。创新实行分级分类签约服务，为"三高"患者设计了单病及并发症的组合服务包、明确高危人群及患者病情分级分层标准，开展"三高"患者危险分层评估和心血管危险分层评估，根据评估结果进行分组管理；同时结合评估结果和需求，按照"基本医疗、公共卫生和健康管理相结合，病情监测与并发症监测、风险评估相结合"的原则，指导"三高"患者选择签约服务包或组合服务包，对患者的饮食、运动、药物、自我监测等开展个性化、一体化的综合管理服务。

2. 建立医疗机构"三级协同"

打通基层医疗卫生机构与二级、三级医院协同诊治通道，实现机构间处方共享、全科与专科相结合。在医共体（医联体）建设框架基础上，建立1家或多家基层医疗卫生机构、1家二级医院和1家三级综合医院组成的"三级协同"工作区，区（市）疾病预防控制机构参与监测、指导、评估，构成"四位一体"工作体系，建立横向和纵向的信息沟通、数据共享、技术协作机制。居民可通过家庭医生预约上级医院专家，二级以上医院为家庭医生团队预留20%的专家号源并提前两天发放至基层医疗卫生机构。

3. 规范区域内转诊制度

基层对"三高"患者的预防、治疗、康复和自我健康管理全过程一体化统筹。明确"三高"患者转诊标准及具体流程、时限。二级以上医疗机构及时将门诊接诊、患者出院情况告知对应的基层医疗卫生机构并告知患者本人，基层医疗卫生机构接到信息后落实建立档案、随访和日常管理。基层医疗卫生机构可直接将患者转诊到上级合作指导医院、科室或医生，并共享患者的诊断、治疗和健康管理信息。

4. 推进基层服务流程再造

实行家庭医生（基本公共卫生）、医保门诊统筹和居家医养签约"三约合一"实名制签约服务。建立以家庭医生为核心的一站式服务流程，落实家庭医生（临床医师）的医防融合职责，设立家庭医生工作室和健康驿站，整合基本公共卫生服务、签约服务和诊疗服务，实现健康档案管理、慢病随访、健康教育和临床诊疗一站式服务。推广信息化查体和随访，将健康体检和慢病随访数据实时上传至信息平台，帮助家庭医生开展统计分析、健康管理，使居民便捷地获取健康档案信息。每年200余万人次享受到便捷、高效的信息化查体和随访服务。

5. 创新实施免费药物政策

根据患者的病情和诊疗规范，基层医疗卫生机构向患有"三高"的家庭医生签约居民免费提供7种基本药物——复方利血平片、氢氯噻嗪、卡托普利、尼群地平、阿司匹林肠溶片、二甲双胍、辛伐他汀，供居民自愿选择，费用分别由医保基金全额支付和财政专项资金承担。这保障了"三高"患者的基本用药，减轻了居民用药负担，提高了服药依从性。

6. 统筹推进"互联网+家庭医生"

建立家庭医生签约服务信息系统并推广信息化签约，实现家庭医生、公共卫生、医保"三网"互联互通，手机APP签约、移动查体车查体和家庭医生随访上门服务等的数据即时传送。建设"三高共管"模块和"三级协同"平台，使基层医疗卫生机构和上级医疗机构医疗服务、公共卫生服务和居民自测相关信息互联、互通和共享，实现对"三高"管理数据的自动分析、分类、分层、推送、预警和辅助提醒等功能，便捷地开展转诊、健康管理、远程医疗等服务，让居民可通过手机实时掌握自身的诊疗情况。监测药品、医嘱服药量和随访数值等基础数据，对"三高"患者的服药率、规律服药率、控制率等统计分析，加强对"三高"患者规范治疗的质量控制，极大地减轻了基层负担，保证签约服务效果。

7. 健全人才激励机制

多部门联合出台了《青岛市加强基层卫生人才队伍建设的意见》，落实"两个允许"，基层可自主确定基础性和奖励性绩效工资比例，设立全科医生津贴项目，从收支结余和家庭医生签约服务费中分别提取60%、70%用于医务人员激励。增设6%的基层高级职称技术岗位（其中正高级职称占3%），基层高级职称占比达到了11%。单位承担部分合同制乡村医生的"五险一金"，由部门综合预算统筹解决。设立中心村卫生室运行补助和乡村医生家庭医生签约服务补助经费，乡村医生每月基本药物补助标准从500元提高至不低于1 000元。

8. 完善基层服务体系建设

2018年，全市投入3.5亿元加强基层医疗卫生机构综合配套改革和基础设施建设，实现了每个乡镇（街道）有1所政府举办的乡镇（街道）卫生院（社区卫生服务中心），每个行政村（社区）有卫生室，建成了健康"一刻钟"服务圈。2019年起，市级财政连续三年每年投入250万元扶持建设50个基层特色专科，提高基层诊疗水平。城阳区、西海岸新区等6个区（市）被确定为全国紧密型县域医疗卫生共同体建设试点区（市），实现农村、区（市）全覆盖，试点单位数量在全国15个副省级城市位列第一。

（二）主要成效

1. 签约服务覆盖面更广

更多居民签约且享受到"三高共管"全周期健康服务。截至2020年年底，全市组建家庭医生团队1 921个，常住人口签约349万人，签约率为37%，儿童、老年人、慢性病患者等重点人群签约216万人，签约率为63%，65岁以上老年人签约率达到70%，建档立卡脱贫享受政策人口和城乡计生特殊家庭签约实现全覆盖。

2. 群众获得感更强

减轻群众就医负担，累计为20余万"三高"患者开具了免费药物，减免140余万元药费；家庭医生提供预约上级医院专家服务，通过预约，患者单次就诊等待时间从平均3小时缩短为平均45分钟。远程医疗服务覆盖所有区（市）级医院、乡镇（街道）卫生院（社区卫生服务中心），2018年提供远程服务4.5万次，集中服务超过20万次。

3. 基层机构活力得到激发

2018年，全市新增145个基层医疗卫生机构编制，新进347名在编人员（其中紧缺专业人员77名），每万常住人口全科医生数达到2.25人。2018年，全市上级牵头医院向基层医疗卫生机构转诊人次同比增长16.8%。2019年上半年，基层诊疗量占比提高到52%，较上年末增长2.2%。

三、公立医院高质量发展案例分析

近年来，青岛大学附属医院和青岛市中心医院、即墨区人民医院分别被确定为国家、省建立健全现代医院管理制度试点单位。本研究将以上3家医院作为研究对象，分析青岛市公立医院改革与高质量发展的现状。

（一）案例1：青岛大学附属医院

青岛大学附属医院作为国家建立健全现代医院管理制度试点医院，初步构建了具有该医院特色的现代医院管理体系，在实践的基础上不断完善，在医院内部管理的各个领域开展了创新性的有益的探索。该医院绩效管理改革获得中国医院协会科技创新一等奖。在2018年度、2019年度与2020年度国家三级公立医院绩效考核中该医院分别排名全国第25位、第20位与第12位。

1.现代医院管理制度建设的主要做法

一是强化党的领导，积极推动医院组织管理创新，全面提升医院治理水平。在强化党的领导方面，全面落实党委领导下的院长负责制，不断完善党委决策制度和医院章程。在完善医院各项管理制度方面，完善职工参与医院管理机制，坚持推进专家治院机制；实行重大任务专班制度，建立"1+X"模式，设立组织领导体系；建立督查专员制度，重点对党政工作要点、党委会确定的重点任务、重大项目以及限制医院发展的瓶颈问题进行重点督察。2021年，该医院建立了医院制度管理信息平台，实时维护院内制度库，强化制度监管。

二是挖掘内部潜力，推动经营管理创新，全面提升医院发展水平。第一，改革人才管理制度。全面加强各岗位人员、各类人才岗位目标责任考核，稳步培养和遴选具有业务技术和领导管理双重素质的科室后备管理干部。强化年轻人才队伍的成长组织支持及制度保障，整合院、科两级资源，确保青年人才在成长重要节点上获得正向领航指引。第二，改革学科管理制度。持续完善院区、科室、亚专科的规划布局和功能定位，投入7 500万元专项资金以扶持学科发展，着力打造以国内一流培育学科、省内一流培育学科、精品亚专科为引领的学科群发展体系。2021年，该医院位列复旦版2021年度中国医院综合排行榜第53位，艾力彼医院管理研究中心发布的中国医院竞争力排行榜第47位。第三，加强医疗质量管理。各科室成立以科主任为组长的医疗质量与安全管理工作小组，执行与考核标准"两统一"，院区业务主管部门在监管方式、频次、人员、考核、培训五方面实现自主，实现质量管理制度化、规范化、专业化、精细化和公开化。第四，严格实行财务资产管理。实行全面预算管理制度，建立健全预算执行监控和考核机制；实现科室成本核算的信息化管理，创建了较为科学的科室业绩评价体系，创造性地实现了计算机自动化完成科室经济运行报告；采用叠加法完成病种全成本核算，初步按照现代医院管理要求建立了科室成本核算体系。第五，加快智慧医院建设。完成了以电子病历为核心，以闭环管理、智能诊疗决策支持、无纸化、移动医疗、互联网应用、信息安全为特色的医院信息系统建设，建成了统一的"基于电子病历医院信息平台"，通过了原国家卫计委电子病历功能应用水平六级测评。2021年，该医院通过国家医院信息互联互通五级乙等测评工作。

三是以一线员工为中心，推动绩效管理创新，全面提升医院发展活力。第一，实施科学绩效管理。以大数据和信息化管控为支撑，建立了医院发展战略导向的绩效激励机制；将疾病诊断相关分组（diagnosis related groups, DRG）和以资源为基础的相对价值比率（resource-based relative value scale, RBRVS）等标准引入医生工作评价，实行岗位类别考核；灵活运用平衡记分卡、360度综合考核、关键业绩指标法等管理工具，构建起基于员工成长的协同绩效管理体系。第二，建立专职科研人员绩效考核体系。该医院推动"医学+X"的"医工结合"项目工作机制，促进医院科研由单纯基础科研向临床医学应用和医学转化研究方向转变，2019年与2020年共获得山东省科技进步一等奖1项、二等奖8项、三等奖6项。2020年，该医院荣获国家科技进步奖二等奖1项，填补了山东省外科领域国家科技进步奖的空白。第三，改进工作作风，提升员工的责任感和幸福感。开展关心关爱员工行动，提出支部"五必谈""五必访"要求，及时掌握员工的心理状态；推动院内各项工作"一次办好"，实行限时办结（回复）机制，建立员工服务中心，尽量使员工"少跑腿"，甚至"不跑腿"。

四是坚持人民至上，推动服务管理创新，全面提升医疗服务水平。第一，以人民健康为中心，全方位提升服务水平。该医院专门成立了服务管理部，第一时间解决患者诉求，相关做法被国家卫健委专报刊发、中央电视台《新闻联播》报道。探索远程医疗"中国模式"，2020年，完成世界首例5G超远程泌尿外科手术，截至2022年12月初，累计已为50名患者进行远程手术。主动与老少边穷地区基层医疗机构开通5G超声诊断、5G病理诊断等，为患者带来全新的就医体验。第二，大力降低医疗费用，减轻患者的经济负担。成立专项工作组，加强对医保患者次均药费、耗材费用、检查检验费用的管理，规范诊疗行为；积极探索DRG收付费、单病种收付费制度，推行日间手术、肿瘤日间门诊服务，减轻患者的费用负担。2021年上半年，全院平均住院日由2020年的7.15天减少至6.7天，门诊次均费用和住院次均费用分别比2020年降低了50元和940元。

2. 存在的主要问题

外部环境的主要问题：一是缺乏现代医院管理制度试点扶持政策。建立健全现代医院管理制度试点工作，主要是医院在现有政策环境下根据自身特点和能力范围做的改革和探索，没有针对试点工作的特殊政策。二是政府财政投入不足。近年来，省、市各级政府对医院的支持力度在逐步加大，许多限制性的政策也在逐步放宽。2018—2020年的财政投入占医院收入的比例分别达到1.70%、1.44%和2.14%，为抗击新冠肺炎疫情，2020年度财政投入有了大幅度增加，但与公立医院的公益性要求和可持续发展需求还有一定差距。

医院内部的主要问题：一是医院精细化管理水平还有待提高。医疗服务收入（不含药品、耗材、检查、化验收入）占医疗收入的比例从2018年的27.3%提高到2019年的27.62%，受新冠肺炎疫情影响，2020年的该比例降至26.39%，2021年上半年，该比例虽然回升到27.53%，但是服务性收入占比依然不足；费用控制成效不明显，门诊费用、住院费用、耗占比等指标控制效果不理想。二是技术创新以及管理创新对医院发展的驱动作用还需进一步加强，学科影响力有待进一步提升。三是医疗质量管理尤其是基础质量还需进一步夯实，确保医院公益性的各项举措还需要进一步落实。

3. 主要特点

在政府投入严重不足的情况下，该医院走了一条规模扩张+精细化管理带动医院发展的道路。

（二）案例2：青岛市中心医院

青岛市中心医疗集团由中心院区（包括青岛市中心医院、青岛市肿瘤医院、青岛市职业病防治院）和北部院区（青岛市胸科医院）组成。青岛市中心医院始建于1953年（始称青岛纺织医院），1993年晋升为三级甲等综合医院。

1. 现代医院管理制度建设的主要做法

一是以党的建设为牵引，全面建立医院治理体系。制定完善医院章程。该集团突出决策机制、人才培养、财务管理、科研管理等重点方向，制定并完善医院章程，进一步建立健全医院管理机构、管理制度、议事规则和办事程序。全面加强党的组织建设。严格落实党建工作责任制，以党建促管理，以管理助党建。加强医院基层党支部建设，建立起12个党总支、65个党支部。完善党委领导下的院长负责制。遵循科学决策、民主决策、依法决策的原则，完善医院职工代表大会、党委会和院长办公会三级决策机制。发挥好专家治院作用。健全医疗质量与安全管理委员会、护理质量与安全管理委员会和医院感染管理委员会等28个专业委员会，各专业委员会对专业性、技术性强的重大业务事项提供技术咨询或进行可行性论证，为医院决策提供支持。加强医院内部监管。强化全面实行预算管理制度、物资管理制度、审计监督制度，健全内部监督三项制度，落实职工代表的民主决策管理制度，进一步规范和健全党务、院务公开制度以及科室民主管理制度。强化医务人员内部监管，加强医务人员执业管理，规范执业行为，提升医务人员的规矩意识、制度意识和依法执业意识。

二是以创新绩效考核体系为着力点，稳步推进薪酬制度改革。第一，实施

RBRVS考核。根据医务人员不同的工作细项内容、数量，分析其工作项目所需的技术、时间、风险程度、消耗的资源与成本、病种质量等，根据绩效工资分配模型和绩效考核量表把绩效工资核算分配到岗位。第二，实施DRG考核。以相对权重（relative weight，RW），CMI，入组率，费用消耗指数和中低风险死亡率等为主要考核指标，鼓励科室扩大收治病种范围，多收治技术难度高的病种，提高诊疗效率。第三，实施关键绩效指标（key performance indicator, KPI）科室综合目标考核。通过细化、实化以KPI为主的科室绩效考核方式，弱化以经济指标为主的考核方式，引导科室从注重收支结余管理向注重质量与效益综合管理转变，进一步提升医院"价值医疗"管理水平。第四，实施以岗位职责为主的中层干部考核。根据中层干部个人述职、民主测评等，对中层干部从政治品德、岗位职责履行情况、工作目标和重点工作完成情况、廉洁自律、党风廉政工作情况、医德医风等方面进行考核。

三是以质量安全管理为主线，提升医疗服务能力。第一，推动学科建设大提升。与美国迈阿密大学肿瘤中心、北京大学肿瘤医院等10余家单位建立了紧密合作和交流。成立了16个名家专病工作室，12个专业被评为青岛市重点学科，卒中中心获得国家卫健委脑防委高级卒中中心认定，心衰中心、高血压达标中心通过国家认证，烧伤外科等8个学科迈入医院科技量值全国百强行列。第二，开展自下而上的品管圈工程。全院职工自下而上开展自查细节、优化流程工作，各种不同类型的品管圈不断完善工作环节，改善患者就医体验。该医院获得全国质量管理小组优秀单位称号，有5个全国质量信得过班组。第三，加强药品合理使用管理。该医院不断加强对合理使用药品的管理工作，先后建立并完善了麻醉药品等特殊药品的管理制度、静脉输液管理制度、抗菌药物管理、合理用药"计分式"管理及合理用药全覆盖、辅助用药管理、哀痛规范化治疗以及新型抗肿瘤药物管理等一系列制度措施。全面推开医院药师转型工作，从过去单一的药房药师逐步向临床药师转变。处方合格率达到96%，抗菌药物使用率降低到29%，药占比优化到29.52%。

四是以患者的需求为导向，创新服务模式。第一，打造四个"一站式服务中心"。该医院建立了门诊综合服务中心、入院准备中心、检查预约中心、医患沟通服务中心这四个"一站式服务中心"，满足患者预约诊疗、咨询、查询、导医、充值、退费、打印、盖印等需求，使信息多"跑路"、患者少跑腿，努力提升患者的就医体验。第二，开展特色服务。为满足不同类型患者的需求，该医院开展了日间放疗、日间化疗、日间手术，推广主诊医师负责制，开设多学科会诊和多学科联合门诊，创建"无痛、无血栓、无呕吐、无饥饿"病房，从模式上、疗效上、体验上为患者提供优质医疗服务。第三，发挥好信息化支撑作用。以电子病历系统为核心，以临床信息化为主线，开展集成平台、数据中心建设，建设完善电子病历系统、临床用药信息化系统、输血管理信息系统、医院智能体检系统、客户服务中心系统、排队叫号系统、诊间缴费系统、异地医保结算系统、手术麻醉与重症监护管理信息系统，促进了各项信息互联互通，规范了诊疗行为，推进了互联网诊疗活动，居民看病就医体验得到很大提高。

2. 存在的主要问题

一是政府投入偏少，在大型设备引进等方面投入不足，加速器等需要更新换代。二是医院的住院条件与患者的需求有较大差距，二期项目亟须立项。三是领军人才不足，高层次人才数量与医院发展不相适应。四是随着集团化融合发展的推进，尚有财务、医保等方面的政策障碍。

3. 主要特点

该医院突出重点，坚持特色发展，走差异化发展之路。

（三）案例3：即墨区人民医院

即墨区人民医院为综合性三级医院，是即墨区居民的医疗和急救中心。

1. 现代医院管理制度建设的主要做法

一是加强党建引领，提升工作效能。改变以前业务院长分管业务科室的模式，实现所有班子成员均分管、联系业务科室，班子成员互相补位、相互配合；优化党务干部队伍结构，选拔有激情、敢担当、能干事的总支书记和支部书记，实现"领头雁"队伍的"双带头"、年轻化、权威性。以量化考核为抓手，强化医院党建工作。坚持党建工作与业务工作相结合、定量考核与定性考核相结合、平时考核与阶段考核相结合、创新性与基础性相结合，力求全方位、多角度、立体式设定考核指标。发挥专家和职工治院作用，成立即墨区人民医院委员会专家库，使该专家库成员作为医院委员会组成人员；各专业委员会依照医院委员会管理条例运作，积极参与科室业务发展、人才引进、薪酬分配、职称晋升、评优评先、设备配置等重大问题决策。该医院开展服务"金点子"征集活动，工会组织职工代表定期开展调研活动，鼓励科室和职工个人通过办公系统向医院和院长报隐患、提意见，畅通各类问题发现上报的渠道。

二是完善制度保障，实现高效管理。第一，实施职能部门大部制改革。为提高职能部门的运转效率，提高协调作战能力，该医院将工作内容相近、工作关系密切的相关部门整合成独立的大部，共设置党政与人力资源部、运营管理部、质量管控部、医学保障部、服务管理部、医务部、护理院感部等8个大部，在核心职能部门正职中，推选一个协调能力强的部长，负责协调、处理、统筹安排部内工作，加强职能科室之间的横向联系，配合各分管领导做好行政管理工作。第二，建立科学的物资采购和管理机制。实施物资审批、采购、使用三权分离制度，打破一人为大的局面。科室提出使用需求，总务科、设备科负责审批，物资科负责采购。开展流程再造，对软件管理库房管理进行整合，完善物资字典，重新梳理高值耗材收费、出库及验收流程，解决了高值耗材的收费控制和结算统计烦琐的问题；上线物流SPD项目[①]，对耗材实现中心库和科室二级库自动出计划补货，科室实行对定数包扫码出库；上线检验试剂管理软件，对试剂实行统一配送，科室扫码使用。对一般耗材采取网上采购以节省成本，由物资科行政库采用价格比对方式进行采购。从京东平台采购一部分耗材，切实减少医院支出。第三，落实医疗质量安全核心制度。开展全员培训，每年对全院临床、医技人员进行医疗核心制度内涵的再培训。通过集中培训和个人自学相结合的方式，确保全员熟练掌握、严格执行，考核合格率均为98%以上。建立保证医疗核心制度落实的长效机制，及时针对工作中出现的新情况、新问题进行分析。

三是提高能力建设，优化诊疗服务。第一，全面提升诊疗能力。为了让医院的"血液"不断更新，派出优秀医务人员到上级医院轮训进修；大力发展优势学科群，从而提升该医院的核心竞争力。尝试开展与北京、上海等的国内医生集团的合作，努力引进高端人才、顶尖专家，来医院开展手术；在与北京天坛医院的技术合作中，通过外派专家、技术指导等多种形式，帮助提升该医院在神经学科领域的技术水平和管理能力。第二，积极参与健共体建设。该医院切实履行龙头医院的责任，每年选拔大量技术过硬、服务意识强的业务骨干为固定帮扶专家，对健共体成员单位进行了帮扶工作。2019年，双向转诊率达到0.6%，远程会诊50余次，远程影像诊断服务1 000余人次，落实家庭医生签约率为90%以上，已规范进行对高血压患者等的分级管理，有效推进了分级诊疗建设。第三，推进"互联网+"医院建设。该医院建成"综合支付云平台"系统，集预约挂号、就诊导航、信息管理、疾病指导、检查结果查看、移动支付、流水对账、花费查询、满意度评价等功能于一体，优化了工作流程。2020年4月，即墨区人民医院互联网医院正式上线，患者在手机上登录该平台后，即可进行在线图文问诊或视频问诊，

---

① SPD分别是英文单词supply（供应）、processing（管理）、distribution（配送）的首字母。

开药后该医院通过快递，当天即可把药品送到患者家中。第四，开展"医诊还乡"义诊活动。鼓励临床科室中层及副高以上职称专家，以乡情为纽带，用医学知识反哺乡亲，促进优质资源下沉。

2. 存在的问题和困难

一是受药品、耗材"零差价"政策及新冠肺炎疫情期间工作量减少、防控支出增加等综合因素的影响，医院收入减少，运行费用提高，医院发展受限。二是医院的软件、硬件老化，受财力影响更新困难。三是医疗价格调整和政府财政补助无法弥补"零差价"带来的损失及相关降价损失。

3. 主要建议

一是强化政府责任，加大医改财政投入，负担医院职工一定比例工资和购置软硬件设备的费用，为医院减负。二是物价部门针对区县级医院的实际，逐步探索，实现同病同城同价。三是医院用人自主权有待完善，需要人社部门配合，确保医院具有招聘自主权。

（四）试点公立医院高质量发展经验总结

青岛市三家试点公立医院高质量发展的主要经验做法包括坚持党建引领、实施精细化管理、实施绩效改革、加强学科建设、提高服务供给质量。在发展中也存在一些问题：一是政府投入不足，二是公立医院补充机制不健全，三是人事、价格等配套政策不健全，四是人才缺乏，五是部分医院的基础设施落后。

青岛市三家试点公立医院对推进青岛市公立医院高质量发展具有积极的借鉴作用，在推进公立医院高质量发展过程中，一是要强化政府主体责任，二是要加强人事、价格、医保等制度配套，三是要落实公立医院经营管理自主权，四是要加强公立医院内部的科学管理。

第四章

整合型医疗卫生服务体系的实践与探索——以青岛市为例

第一节　整合型医疗卫生服务体系构建

一、医疗卫生服务供给效率和水平不断提高

（一）优质医疗资源持续扩容

　　青岛市持续统筹规划、加快完善医疗卫生服务体系，推动医疗卫生服务体系向总量持续增长、质量大幅度提升、布局逐步均衡的发展格局迈进。2020年，青岛市各级各类医疗卫生机构8 513个，医疗卫生机构床位数64 423张，卫生技术人员94 854人，执业（助理）医师39 708人，注册护士42 760人。公立医疗卫生机构4 373个，占全市医疗卫生机构的50.96%，以公立医疗卫生机构高质量发展为主导，推动优质医疗资源扩容和均衡布局。全市完成医疗卫生建设项目29个，在建项目21个，总投资近300亿元。青岛大学附属医院平度院区、北京大学人民医院青岛医院（青岛妇女儿童医院城阳院区）等一批高水平医院相继建成并开诊，三级医院由16家（2015年）增加到28家（2020年）。建成国家级重点学（专）科14个、省级重点专（学）科108个。眼科手术、小儿心脏病治疗等领域达到国内先进水平。

（二）青岛市医疗卫生资源服务利用情况

　　医疗卫生资源服务利用是指人民群众获得优质、有效、连续的医疗卫生服务。2020年，青岛市每千人口拥有的基层医疗卫生人员、执业（助理）医师、注册护士和医疗床位分别达到3.99人、3.94人、4.25人和6.40张，分别较2015年增长18.75%、32.66%、36.22%和20.75%。与2015年相比，2020年居民年平均就诊次数提高0.93次，较2015年增长16.2%。其中，在基层医疗卫生机构平均就诊次数从2015年的2.98次提高到3.77次，增长26.51%，基层门诊利用率增长明显，详见表4-1。

表4-1 医疗卫生资源服务利用相关指标

指标	2015年	2018年	2020年
每千人口基层医疗卫生机构在岗人数/人	3.36	3.70	3.99
每千人口医疗卫生机构床位数/张	5.30	6.16	6.40
居民平均就诊次数/次	5.75	7.01	6.68
居民在基层医疗卫生机构平均就诊次数/次	2.98	3.50	3.77
居民平均住院率/%	14.57	17.78	13.79
乡村医生中执业（助理）医师占比/%	11.32	25.19	—
县域内住院量占比/%	59.01	55.03	—
基层医疗卫生机构门诊量占门诊总量的比例/%	51.90	49.90	56.40

与2015年比较，虽然反映基层医疗服务能力水平的每万人全科医师数和乡村医生中执业（助理）医师占比指标呈上升趋势，分别从2015年的1.1人和11.32%提高到2.84人（2020年）和25.19%（2018年），说明在基层医疗机构获得较高质量服务的机会增加。但反映群众就诊流向的县域住院量占比呈下降趋势，从2015年的59.01%下降到2018年的55.03%，基层医疗卫生机构入院人数占比从2015年的59.01%下降到2018年的55.03%，居民向大医院集中的态势仍未改变。2020年，社区卫生服务中心和乡镇卫生院病床使用率分别为37.3%和40.3%，二级医院和三级医院病床使用率分别是56.2%和72.7%。

2018年，城镇职工医保参保人员在三级医院住院人次占总住院人次的65.8%，说明居民更多地选择到大医院就诊。2018年，青岛大学附属医院、青岛市市立医院和青岛妇女儿童医院总诊疗人次达到9 696 366，占全市23家三级医院总诊疗量的49.65%，虽然与2008年相比占比下降了13.36%，但上述3家医院总诊疗量增长了163.79%，详见表4-2。

表4-2 青岛市部分三级医院诊疗量变化情况

机构	2008年		2018年	
	年诊疗量/人次	占三级医院比例/%	年诊疗量/人次	占三级医院比例/%
青岛大学附属医院	1 683 441	28.86%	5 273 431	27.00%
青岛市市立医院	1 398 578	23.97%	2 270 177	11.63%
青岛妇女儿童医院	593 812	10.18%	2 152 758	11.02%

从医疗卫生资源服务利用可负担性看，虽然在卫生总费用构成中，青岛市2017—2020年个人卫生支出比例有所降低，2020年降至22.97%，低于全国、山东省水平，但与先进城市横向比较来看，青岛市个人卫生支出占比仍处于较高水平，详见表4-3。从绝对需求看，2015—2020年青岛市居民人均医疗保健消费支出呈增长态势，从2015年的人均1 115元增长至2020年的人均1 679元，增幅达到50.58%，城镇居民和农村居民人均医疗保健消费支出也同样出现了持续增长，居民的医疗消费需求持续增长，详见表4-4。

表4-3 2017—2020年各地个人卫生支出占比情况

	2017年/%	2018年/%	2019年/%	2020年/%
青岛市	23.69	22.97	23.38	22.97
山东省	29.38	29.97	29.48	29.48
全国	28.8	28.61	28.36	27.70
北京市	16.36	15.63	13.87	13.40
上海市	20.50	20.30	20.88	—
广州市	16.87	17.25	16.70	16.70
深圳市	16.83	14.43	14.28	15.86

表4-4 2015—2020年青岛市医疗保健支出情况表

年份	青岛市居民人均医疗保健支出/元	城镇居民人均医疗保健支出/元	农村居民人均医疗保健支出/元
2015	1 115	1 352	604
2016	1 233	1 490	658
2017	1 350	1 624	717
2018	1 480	1 764	794
2019	1 600	1 893	856
2020	1 679	1 977	880

（三）青岛市医疗卫生资源服务结果

医疗卫生资源服务结果是指人民群众的健康和满意程度从优质高效的医疗卫生服务体系建设中得以体现。

人均预期寿命是反映居民健康水平的主要指标。2020年，青岛市居民人均预期寿命达到81.51岁，2010—2020年人均预期寿命呈稳步上升趋势，女性人均预期寿命始终高于男性，见图4-1。

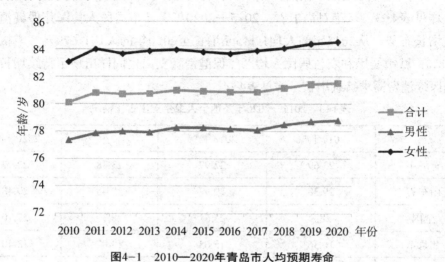

图4-1 2010—2020年青岛市人均预期寿命

与北京、上海及其他14个副省级市对比，2020年，青岛市居民人均预期寿命排名第10位，见图4-2。

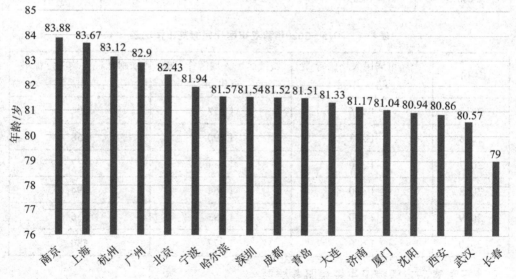

图4-2 2020年青岛市人均预期寿命与其他城市比较情况

在重点人群方面，2020年，青岛市5岁以下儿童死亡率为0.237%；老年人健康管理率为70.31%，高血压患者规范管理率为76.4%，血压控制率为71.3%；糖尿病患者规范管理率为73.6%，血糖控制率为61.98%。部分健康相关指标与北京市、上海市的指标存在一定差距，见表4-5。

表4-5　2020年有关城市健康相关指标对比情况

城市	人均预期寿命/岁	孕产妇死亡率	婴儿死亡率/%	30～70岁人群的心脑血管疾病、癌症、慢性呼吸系统疾病和糖尿病导致的过早死亡率/%
青岛	81.51	4.26/10万	0.167	12.48
北京	82.43	4.34/10万	0.176	10.60
上海	83.67	2.66/10万	0.366	8.98

群众满意度方面，在前几年的全省高质量发展综合绩效考核中，青岛市群众看病就医满意度相对落后。通过持续努力，在2021年度"三民"活动社情民意调查中，医疗服务群众满意度同比提升1.52%。

二、整合连续的服务体系初步建立

（一）分级诊疗制度顶层设计和政策体系不断完善

2009年，国家开展新一轮医改后，青岛市按照国家、山东省深化医改部署，积极探索分级诊疗的有效实现形式，在加强社区卫生服务体系建设、提升基层服务能力的同时，从2014年开始把医联体建设作为建立分级诊疗制度的有效途径和重要抓手，在山东省率先开展了医联体建设试点工作。为了使分级诊疗的推进有章可循，青岛市陆续出台了有关分级诊疗的相关政策，见表4-6。

表4-6　青岛市分级诊疗制度建设政策文件发布情况

序号	文件名	发文机关	颁布年份
1	关于印发青岛市分级诊疗制度建设实施方案的通知	青岛市人民政府办公厅	2016年
2	关于开展家庭医生签约服务免费提供治疗部分慢性病基本药物的通知	青岛市卫生和计划生育委员会 青岛市财政局 青岛市人力资源和社会保障局	2017年
3	关于印发《青岛市规范和加快推进家庭医生签约服务工作实施方案》的通知	青岛市卫生和计划生育委员会 青岛市发展和改革委员会 青岛市民政局 青岛市财政局 青岛市人力资源和社会保障局 青岛市物价局 青岛市中医药管理局	2017年

序号	文件名	发文机关	颁布年份
4	关于印发《青岛市家庭医生签约服务绩效考核指导意见》的通知	青岛市卫生和计划生育委员会 青岛市财政局 青岛市人力资源和社会保障局	2017年
5	关于明确青岛市家庭医生签约服务签约居民付费标准的通知（试行）	青岛市物价局 青岛市人力资源和社会保障局 青岛市卫生和计划生育委员会	2017年
6	关于进一步推进医疗联合体建设的意见	青岛市卫生和计划生育委员会 青岛市人力资源和社会保障局 青岛市物价局	2017年
7	关于做好残疾人家庭医生签约服务工作的通知	青岛市卫生和计划生育委员会 青岛市残疾人联合会	2018年
8	关于全面推进县域医疗共同体建设的实施意见	青岛市卫生和计划生育委员会 青岛市人力资源和社会保障局 青岛市财政局 青岛市物价局	2018年
9	关于落实鲁卫医字〔2018〕60号进一步推进分级诊疗制度建设的通知	青岛市卫生和计划生育委员会 青岛市中医药管理局	2018年
10	关于印发《青岛市加强基层卫生人才队伍建设的意见》的通知	中共青岛市委组织部 青岛市卫生和计划生育委员会 青岛市机构编制委员会办公室 青岛市发展和改革委员会 青岛市教育局 青岛市财政局 青岛市人力资源和社会保障局	2018年
11	关于全面启动国家县域紧密型健共体试点构建一体化健康服务共同体的通知	青岛市深化医药卫生体制改革工作领导小组	2019年
12	关于印发青岛市城市医疗卫生联合体建设方案的通知	青岛市卫生健康委员会 中共青岛市委机构编制委员会办公室 青岛市财政局 青岛市人力资源和社会保障局 青岛市医疗保障局	2019年
13	关于印发《青岛市县域健共体2020年工作计划措施》的通知	青岛市卫生健康委员会	2020年

在政策的支持下，青岛市以落实医疗机构功能定位、提升基层服务能力、理顺双向转诊流程为重点，以县域医共体、城市医联体建设为载体，初步建立起全市的分级诊疗体系。青岛市6个区（市）被确定为全国紧密型县域医疗卫生共同体建设试点区（市），已建成18个县域医共体、13个城市医联体网格。以城市医联体、县域医共体建设为载体，推动优质医疗资源下沉到基层，逐步实现"首诊在基层，大病不出区（市）"的分级诊疗目标，基层服务诊疗量占比逐年提升。

（二）城市公立医院诊疗水平稳步提升

1. 优质医疗资源进一步扩容和均衡布局

围绕建设长江以北地区一流医疗中心城市的目标，加快建设高水平医院，根据《青岛市公立医院高质量发展实施方案》，实施医疗服务"攀峰计划"，已建成并使用北京大学人民医院青岛医院，设置、建设了7个省级区域医疗中心，已有60个学科进入中国医院科技量值学科百强榜，新增一批省级、市级中医药名家。山东大学齐鲁医院青岛院区牵头成立"青岛市疑难罕见病诊治中心"，青岛大学附属医院成立疑难病联合门诊，青岛市市立医院开设肺小结节病等专病门诊，进一步突出了城市医院提供急危重症和疑难复杂疾病的诊疗服务的定位。

2. 县级医院能力有所提高

县级公立医院的龙头和纽带作用在县域内逐渐发挥出来，除莱西市人民医院，其他区（市）人民医院和黄岛区中医院都达到三级医院的建设标准。面对城市医院的激烈竞争，县级公立医院通过临床路径管理、加强优势学科建设、采用先进的绩效考核体系等措施，不断提高管理水平。2021年下半年各医院DRG改革运行中，县域人民医院基本都有结余，这从侧面反映了县级医院的运营能力和管理水平有所提高。

3. 基层医疗服务能力不断提升

15%的乡镇（街道）卫生院、社区卫生服务中心达到"国家优质服务基层行"推荐标准，51%的乡镇（街道）卫生院、社区卫生服务中心达到省提升标准，95%的乡镇（街道）卫生院、社区卫生服务中心达到基本标准。推进基层技术创新和特色科室建设，建设符合基层实际的专业技术队伍，2021年，新创建50个基层特色专科科室，青岛市基层特色专科数量累计达到150个。开展村卫生室大提升行动，为500余个区（市）级以上示范标准村卫生室配备重点人群智慧随访设备及康复理疗设备，为省级示范标准村卫生室和新建中心村卫生室配备血液分析仪、心电图机等设备。经过多年努力，青岛市的基层医疗服务逐渐得到群众的认可，"十三五"末（2020年），基层诊疗人次占比达到56%，较"十三五"初（2016年）提高8%。

4. 分级诊疗的信息化支持作用逐步显现

通过远程医疗技术，将上级医院的优质医疗资源充分下沉至基层医疗卫生机构，青岛市二级以上公立医院中开展远程会诊、远程心电诊断及远程影像诊断的医院数量分别为37家、16家和16家。胶州市引入DUCG（dynamic uncertain causality graph的缩写，意为动态不确定因果图）智能临床辅助诊断系统，构建跨科室专家知识库，辅助医生进行全科的临床鉴别诊断，系统应用已覆盖胶州市全部公立医疗机构，有效提升了医生的诊断能力。搭建"三高共管、三级协同"的慢性病管理服务平台，实现查体车、随访箱、基层医院信息系统、三级医院信息系统、基本公共卫生服务、家庭医生服务等多维度、多系统的数据融合，及时掌控和准确判断患者的病情。

（三）城乡上下联动框架基本建立

1. 出台医联体和医共体文件

围绕医联体与医共体的发展，青岛市政府出台了多个政策文件，如《关于进一步推进医疗联合体建设的意见》（2017年）、《关于全面推进县域医疗共同体建设的实施意见》（2018年）、《关于全面启动国家县域紧密型健共体试点构建一体化健康服务共同体的通知》（2019年）、《关于印发青岛市城市医疗卫生联合体建设方案的通知》（2019年）、《关于印发〈青岛市县域健共体2020年工作计划措施〉的通知》（2020年），这些政策的出台为医联体与医共体的发展提供了政策保障。

2. 城市医联体稳步推进

2020年，按照市内四区内部整合建设基层医疗集团、省市三级综合医院网格化布局管理的总体思路，通过调研座谈、现场调度、会议推进的方式，统一思想，上下联动，以点带面，稳步推进城市医疗集团建设工作。截至2021年11月，青岛市内四区组建了31个松散型城市医联体、73个专科联盟、113个远程医疗协作网，基本按照网格化布局规划进行划片分区管理，完善基层服务体系。分级诊疗的实现形式以松散型医联体为主。例如，青岛市市立医院有66家医联体单位，覆盖青岛七区三市。该医院与医联体单位的合作形式以业务协作为主，截至2021年年底，累计派出专家500余人次，诊疗7 500余人次，接收进修医护人员80余人。

3. 县域医共体建设显现成效

一方面，推进县域紧密医共体发展。2019年，城阳区、即墨区、西海岸新区和胶州市、平度市、莱西市启动国家紧密型县域医共体试点，积极构建医共体。截至2021年年底，青岛市共建成18个县域医共体，覆盖涉农区（市）的18家区（市）级医院、126家乡镇卫生院及社区卫生服务中心、3 600多家村卫生室及社区卫生服务站，围绕医学影像、远程医疗、检查检验、病理诊断、消毒供应等方面建成并使用了60个集中服务中心，推动优质医疗资源下沉到基层，增强基层医疗卫生服务能力。另一方面，积极构建一体化健共体。在健共体内全面推进人事薪酬、医疗技术管理、药品耗材保障供应、医保支付、双向协同转诊、公共卫生协同服务"六个一体化"工作。其中，青岛市西海岸新区人民医院推进紧密型健共体成效明显，与所属卫生院建立紧密型健共体。该医院将财务集中办公，区人民医院院长签字审批；初步实现人员流动，泊里镇卫生院的管理人员到该医院工作，该医院选派数十名医生到泊里镇卫生院工作；人民医院对泊里镇卫生院的药品实行统一采购和配送。

财政、医保等对分级诊疗的支持不断加强。2020年，财政拨款收入占基层总收入的31.69%。2021年，印发《关于做好乡村医生社会保障工作的通知》，从2021年7月开始由财政为全市在岗乡村医生提供社会保险资金。2021年，为全市3 605名乡村医生提供资金1 980.9万元。2021年，市医保局会同财政等部门发布了《关于推进紧密型县域医疗卫生共同体按人头总额付费的通知》，为紧密型医共体的发展注入动力。

三、公共卫生体系进一步完善

《中华人民共和国基本医疗卫生与健康促进法》明确了专业公共卫生机构的定义，它是指疾病预防控制中心、专科疾病防治机构、健康教育机构、急救中心（站）和血站等。2020年，青岛市专业公共卫生机构共95家，其中疾病预防控制中心（工作站）41个，专科疾病防治院6家，妇幼保健院12家，急救中心（站）7个，采供血机构1家，卫生监督所（中心）12个，计划生育技术服务机构16家。

（一）公共卫生机构体制机制改革积极推进

2019年，青岛市人社、财政、卫健等部门在全国率先探索开展了公共卫生机构绩效改革，大幅度提升疾控、妇幼保健、急救、血站等专业公共卫生机构绩效，相关机构人员的工资月增长2 000元左右，该做法被2021年全省三级疾控中心改革试点方案采纳吸收。2021年，在总结前期改革经验基础上，青岛市财政等三部门联合，进一步出台了《关于健全公共卫生机构考核激励机制的通知》，专业公共卫生机构绩效工资系数提升至2.5，进一步加大了激励力度。

（二）疾控体系现代化水平不断提高

2017年，青岛市率先在全国启动了新一轮疾控体系建设，出台了《关于进一步加强疾病预防控制体系建设的意见》及相关配套文件，疾控基础人员编制增多，基础设施建设水平提升，实验室装备得到强化。人员编制不断增加，2020年达到1 473个，见表4-7。市政府投入8.9亿元启动青岛市公共卫生中心建设项目，70%的区（市）疾控中心实施了新建、改扩建工程。新冠肺炎疫情暴发后，疾控机构对新冠病毒核酸检测的能力大幅度提升，截至2022年6月，青岛市拥有44个生物安全二级实验室、16个负压生物安全二级实验室、6个方舱实验室、5辆移动检测车。2017—2019年，各级财政投入疾控中心实验室建设经费约6 100万元。实施专业公共卫生机构绩效改革后，试点疾控机构调高绩效工资系数，建立单位绩效工资总额与业务评价结果挂钩浮动激励机制，人才吸引力增强。

表4-7　2017—2020年青岛市疾控机构编制数量情况

	2017年扩编前编制数/个	2019年编制数/个	2020年编制数/个
市级	185	297	337
区（市）	495	1 068	1 136
合计	680	1 365	1 473

（三）急救体系不断完善

2022年，青岛市运行急救站139个，急救单元177个，可运行救护车222辆，在全省率先实现平均每5万人口建设1个急救单元的服务配置要求，急救体系不断完善。2021年，青岛市120调度指挥中心接听电话130万余次，救护车出车37万余车次，转运患者约33万余人次，全市院前急救危重症处置率为100%，救治有效率为98.2%，急救服务能力不断提升。升级改造调度系统，形成全市调度系统互联、信息互通的急救信息化应急救援网络体系。在莱西本土聚集性疫情暴发后，一体化应急应对机制充分发挥作用，执行转运任务共计331车次，转运985人次，完成175车次的新冠病毒感染者转运终末洗消任务，平急结合能力不断提升。探索创新航空医疗救援，在全国率先以政府购买服务的方式，建立了国内第一个以急救中心为主体的"1-2-0"航空医疗服务模式。

（四）妇幼健康水平逐步提升

青岛市全面推进各级妇幼保健机构标准化建设，以妇幼保健机构为核心、以基层医疗卫生机构为基础、以大中型综合医院和专科医院为支撑的服务网络日益完善。加强危重孕产妇、新生儿救治中心建设，建立起由58家助产机构、34家爱婴医院、13家妇幼保健机构、9个危重新生儿救治中心、16个危重孕产妇救治中心及基层医疗卫生机构构成的服务网络。在全国率先建立了覆盖生育全周期的出生缺陷防治体系，实现了产前筛查和新生儿筛查全覆盖，严重多发致残的出生缺陷发生率逐年下降。推进农村妇女"两癌"（宫颈癌和乳腺癌）筛查项目提标扩面工作，截至2021年，累计检查人数194 000余人，目标人群检查累计完成率达100%。

四、构建医防融合服务新模式

（一）对重大疾病患者全流程服务的初步探索

青岛市政府先后印发了《青岛市防治慢性病中长期规划（2018—2025年）》和《推进健康青岛行动实施方案》，进一步强化了对慢性病的保障政策。青岛市已建成4个国家级（西海岸新区、李沧区、崂山区、城阳区）和4个省级（市南区、市北区、即墨区、胶州市）慢性病综合防控示范区，是山东省首个慢性病综合防控示范市。慢性病防控网络延伸到医院、基层和社区，已建立起涵盖全市二级以上医疗机构的关于死因、癌症、心脑血管疾病和伤害的全人群监测网络，建立全市慢性病现状定期发布机制，向社会发布全市慢性病发病和死亡情况。中英慢性病前瞻性研究项目、糖尿病预防项目持续开展10余年，对近49万人开展长期随访、干预及效果评价。

2017年，创新建立"三高共管、三级协同"服务模式，向"三高"患者免费提供部分基本药物。2019年，青岛市城阳区人民医院强化以家庭医生团队为主体，通过整合分级诊疗制度、医共体建设、家庭医生签约服务、基本公共卫生服务，组织公共卫生、临床专科、中医等专业医师组成的"三高共管"专家组，为慢性病患者提供全方位的医疗服务，探索按人头年度总额预付改革下的慢病持续管理。

山东省已经将青岛市"三高共管、三级协同"服务模式作为全省推广重点项目。青岛市基层卫生综合改革经验在国务院深化医药卫生体制改革领导小组简报刊发，"三高共管"相关做法编入2020年国家基层卫生综合改革典型案例，相关经验于2021年在全省推广。"三高共管、六病同防"项目逐步启动，部分区（市）根据省、市文件要求，建立了"三高之家"，配备了相应设备，具体的服务提供正在进一步推进。截至2021年年底，全市"三高"患者等慢性病人群签约83.6万人，较政策实行前增长了8%，纳入"三高共管"管理人群的血压达标率、血糖达标率和血脂达标率较纳入管理之前分别提高了15.3%、6.2%和44.1%。

（二）医疗机构履行公共卫生职责逐步加强

医院的职责不仅是看病，还要做到"医中有防、医防融合"。青岛市于2012年开始建设防治结合型医院，明确医疗机构履行公共卫生职责和任务清单，并要求二级以上医疗机构设立公共卫生科。2017年，青岛市印发了《关于加强医疗机构公共卫生工作的通知》，明确各医疗机构应履行的17项公共卫生职责。2020年，开展履行情况考核并将结果纳入公立医院考核指标。青岛市二级以上医疗机构全部设置独立的公共卫生/疾病控制科，医疗机构通过配备慢性病监测信息系统等信息化手段，逐步加强公共卫生服务能力。

（三）不断提高疾控机构医防融合能力

建立疾控机构与医疗机构医防融合工作机制，推进人员交流。2021年，青岛市成为全省三级疾控中心改革试点城市，青岛市疾控中心、西海岸新区疾控中心被列为试点单位。为此，青岛市疾控中心、西海岸新区疾控中心根据全省改革医防融合等工作要求，积极推进医防融合工作。青岛市疾控中心与青岛市市立医院、青岛市中医医院（海慈医院）、青岛市中心医院、青岛妇女儿童医院、青岛市口腔医院、青岛市第六人民医院签署了医防融合协议，充分结合双方资源和技术优势，实施"一院一策一清单"，开展了关于慢阻肺（慢性阻塞性肺疾病）项目、艾滋病防治等工作的人员派驻等，特别是与青岛市第六人民医院建立了人员定期派驻机制；西海岸新区疾控中心结合紧密型县域医共体工作，向4家医疗机构和西海岸新区紧密型医共体派驻人员，开展重大疾病防控、基本公共卫生项目指导等。

加强与医疗机构合作，增加对基层的指导。根据国家、省的统一部署，青岛市公共卫生体系实现了稳步发展，初步建立起"国家基本/重大公共卫生服务项目—公共卫生服务体系（专业公共卫生机构和基层医疗卫生机构）—公共卫生筹资机制（主要为基本/重大公共卫生项目财政投入）"的制度框架。国家基本公共卫生服务项目提供居民健康档案管理、健康教育、预防接种、0～6岁儿童健康管理、孕产妇健康管理、老年人健康管理、严重精神障碍患者健康管理等14项服务内容，服务基本实现了人群全覆盖，为居民提供了公平、可负担、一体化、连续性的整合型医疗卫生服务。根据个体的需求，梳理对于一般人群的健康管理。提供的基本公共卫生服务种类基本可以满足居民（特别是孕产妇、儿童）的健康管理需求。

2020年，青岛市基本公共卫生服务经费补助标准已提升至人均79元。2020年，高血压、糖尿病患者基层规范管理服务率达到60%以上，65岁及以上老年人城乡社区规范健康管理服务率达到60%以上。青岛市于2021年在青岛市疾控中心成立了市级基本公共卫生服务项目质量控制中心，通过组建基层医防融合专家团队、加强日常考核等措施，进一步提升基本公共卫生服务质量。2022年，在市北区、李沧区、西海岸新区、胶州市和莱西市推进医防融合指导团队下沉基层指导试点工作。其中，市北区选聘了基本公共卫生服务首席专家与松山医院等二级以上医院的内科临床专家，共同组建医防融合指导团队，遴选了延安路社区卫生服务中心、浮山新区瑞泰社区卫生服务中心、民生社区卫生服务中心、即墨路晓港湾社区卫生服务中心、登州路社区卫生服务中心、海伦路艾佳康社区卫生服务中心6家具有代表性的基层医疗机构作为试点机构，予以重点指导，每两周派专家驻点，开展技术指导和质控监测；临床专家主要针对重点人群健康管理，着重就用药情况、检查结果、健康指导、健康评价和辅助检查指导等方面，从临床角度提出建设性意见。在"三高共管、六病同防"的指导中，及时发现各级服务流程存在的问题，及时与有关部门对接，减少运行各方的重复劳动，促进整个体系高效运转。[①]

五、基层卫生服务水平持续提升

（一）基层医疗资源持续增加

基层医疗卫生服务体系是构建整合型医疗卫生服务体系、落实分级诊疗制度的核心。经过持续不断的建设，青岛市基层医疗卫生服务体系不断完善。基层医疗资源主要指基础设施配备和财政补助，包括医疗卫生机构数、床位数、房屋建筑面积、医疗设备和政府财政补助情况。2015—2020年，青岛市基层医疗卫生机构数量总体呈增长趋势，从2015年的7 451家增加至2020年的8 044家，增长率为7.96%；床位数总体呈减少趋势，从2015年的8 970张减少至2020年的7 797张，减少13.08%，见图4-3。

---

① 青岛市疾控中心基层卫生指导所.青岛市实施医防融合团队下沉指导［EB/OL］.（2022—07—20）［2022—08—08］. https://mp.weixin.qq.com/s?__biz=MzAxODUyNzI2NQ==&mid=2650489724&idx=1&sn=520ccae1deb0b1799bf56496a3239445&chksm=83db0632b4ac8f24f68a9dd8f578fb4c9ecf53bdad4462e2cf0506b04193f648bf65c51858bc&scene=27.

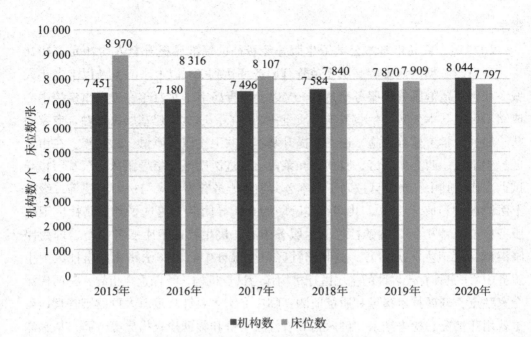

图4-3　2015—2020年青岛市基层医疗卫生机构数与床位数

2015—2020年青岛市基层医疗卫生机构房屋建筑面积总体呈增长趋势，从2015年的1 427 416平方米增加至2020年的1 786 762平方米，增长率为25.17%；业务用房面积呈波动变化，总体增长率为14.35%，见图4-4。

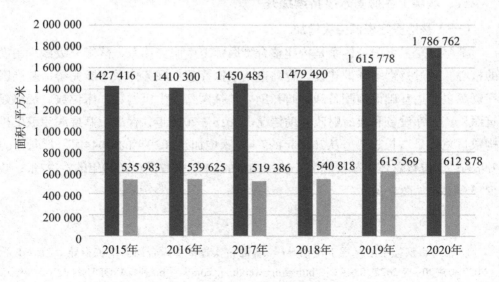

图4-4　2015—2020年青岛市基层医疗卫生机构房屋建设面积与业务用房面积

2015—2020年青岛市基层医疗卫生机构万元以上设备总价值和万元以上设备台数显著增加,增长率分别为98.79%和105.52%,见表4-8。

表4-8 2015—2020年青岛市基层医疗卫生机构万元以上设备情况

年份	万元以上设备总价值/万元	万元以上设备台数/台				
		合计	10万元以下	10万~49万元	50万~99万元	100万元以上
2015	42 570	4 110	3 282	697	89	42
2016	45 249	4 296	3 409	749	89	49
2017	49 269	4 549	3 547	825	115	62
2018	59 872	6 087	4 760	1 104	144	79
2019	67 362	6 386	4 938	1 186	170	92
2020	84 627	8 447	6 745	1 375	202	125

财政拨款收入比例反映政府对基层医疗机构的投入和补助情况。2015—2020年青岛市基层医疗卫生机构财政拨款收入持续增加,但财政拨款收入占总收入的比例逐年下降。财政拨款收入占总收入的比例从2015年的34.29%下降到2020年的31.69%,见图4-5。

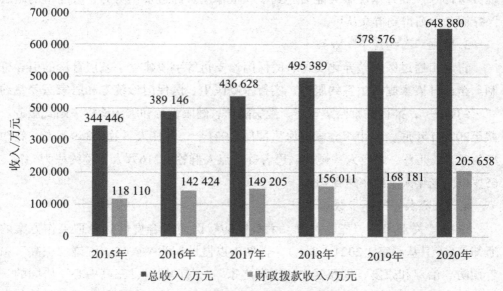

图4-5 2015—2020年青岛市基层医疗卫生机构财政补助情况

（二）基层首诊进一步做实

1. 加强基层筹资制度与财政补助的保障

在筹资制度支持方面，青岛市2020年财政拨款收入占基层总收入的31.69%。自2018年以来提供三档居民付费标准的家庭医生签约服务包，为签约居民提供基础服务和个性化服务。在财政保障上，区（市）财政统筹安排政府举办的基层医疗卫生机构基本建设和设备购置等经费，设中心村卫生室运行和家庭医生签约服务补助经费，基层全科医生津贴，加班、值班、夜班、下乡等补助。

2. 基层服务能力不断提升

青岛市持续实施乡镇（街道）卫生院标准化建设与管理工程和社区卫生服务提升工程，夯实基层基础。青岛市基层医疗卫生机构包括乡镇（街道）卫生院、社区卫生服务中心、社区卫生服务站、村卫生室，其"四类五化"达标率为100%。创建285个省、市级示范标准村卫生室，青岛市20家基层医疗卫生机构达到"优质服务基层行"推荐标准，19家基层机构被确定为社区医院。开展村卫生室大提升行动，为500余个区（市）级以上示范标准村卫生室配备重点人群智慧随访设备及康复理疗设备，为省级示范标准村卫生室和新建中心村卫生室配备血液分析仪、心电图机等设备。远程医疗覆盖了所有区（市）级医院、乡镇（街道）卫生院（社区卫生服务中心），并逐步延伸至社区卫生服务站和村卫生室，为推动分级诊疗、提升基层服务能力起到了积极作用。经过多年努力，青岛市的基层医疗服务逐渐得到群众认可。

3. 建立"三约合一"服务

青岛市通过医保差异化支付、医保门诊支付等手段建立了基层首诊的引导机制。全面开展家庭医生签约服务，实行家庭医生、医保门诊统筹和居家医养签约"三约合一"，推行健康档案管理、慢病随访、健康教育和临床诊疗一站式服务。截至2020年年底，全市组建家庭医生团队1 921个，常住人口签约349万人，签约率为37%，儿童、老年人、慢性病患者等重点人群签约216万人，签约率为63%，65岁以上老年人签约率达到70%。

4. "三高共管"逐步做实

依据《关于印发"三高共管、六病同防"医防融合慢性病管理工作方案的通知》（青卫基层字〔2021〕3号），青岛市以慢性病为突破口，围绕"三高"患者预防、治疗和康复，创新建立"三高之家""三高基地""三高中心"协同的一体化服务体系。建立三级智慧健康管理平台，实现以居民健康档案为基础的信息整合，自动生成评估结果和指标趋势分析图，进行智能分析，吸引了更多居民签约，让居民享受到"三高共管"全周期健康服务。截至2021年12月，慢性病患者签约已达77万人，减免药费165余万元，受益居民65万余人次，大大提高了基层就医依从性，减少"三高"并发症，有效缓解了医保资金压力。相关做法多次得到国家卫生健康委高度肯定，多次被用于国家和省级会议上的经验交流。

5. 基层服务流程进一步优化

根据《青岛市规范和加快推进家庭医生签约服务工作实施方案》（2017年），建立以家庭医生为核心的一站式服务流程，落实家庭医生（临床医师）的医防融合职责，设立家庭医生工作室和健康驿站，整合基本公共卫生服务、签约服务和诊疗服务，实现健康档案管理、慢病随访、健康教育和临床诊疗一站式服务。推广信息化查体和随访，将健康体检和慢病随访数据实时上传至信息平台，帮助家庭医生开展统计分析、健康管理，让居民便捷地获取健康档案信息。每年200余万人次享受到便捷、高效的信息化查体和随访服务。

六、探索建立现代医院管理制度

（一）落实现代医院管理制度

青岛市认真贯彻落实国务院办公厅印发的《关于建立现代医院管理制度的指导意见》（国办发〔2017〕67号）、山东省人民政府办公厅印发的《关于加快建立完善现代医院管理制度的通知》（鲁政办发〔2018〕30号）文件精神。2019年8月2日，青岛市政府办公厅印发了《青岛市建立完善现代医院管理制度实施方案》（青政办发〔2019〕5号），提出了三个方面共15项重点改革任务。三个方面：一是突出强调了加强医院党的领导和党的建设措施，二是建立健全医院治理体系，三是进一步明确了公立医院运行机制建设措施。2020年，按照山东省卫健委《关于加快推进现代医院管理制度建设的通知》（鲁卫体改字〔2020〕3号）的要求，对青岛市各级各类公立医院建立完善现代医院管理制度进展情况进行了专项督导调研，进一步统一思想认识，协调推进现代医院管理制度建设重点、难点工作。组织各公立医院积极参加2020年度中国现代医院管理典型案例申报。青岛妇女儿童医院、城阳区人民医院的12个案例从85家医院的712个案例中脱颖而出，最终入选全国现代医院管理典型案例，两家医院分别获得优秀组织奖、典型案例示范单位。

（二）党建引领作用更加明显

一是建立专家智库咨询决策机制。青岛大学附属医院党委严格落实党委领导下的院长负责制，充分发挥专家治院作用，将重要问题交由专家委员会充分讨论论证，再上院长办公会、党委会决策，实现领导干部决策科学化、规范化、民主化。实行重大任务专班制度，强化决策前论证调研，加大重大任务推进力度。二是加强基层党组织建设。青岛市市立医院结合"支部建在科室""应建尽建"原则，实现了党的组织全覆盖目标，党支部数量由33个增加至118个。99%的党支部书记由科主任、副主任、护士长担任，同时担任党支部书记的科室主任占比为67%。按照"坚持标准、提高质量、改善结构、慎重发展"的原则，积极发展医疗专家、学科带头人、优秀青年医务人员等高知群体入党。三是理论实践相结合，创新开展活动。青岛市中医医院将理论学习贯穿党员的日常管理中。各支部结合自身特点和实际工作，将党建理论与医疗业务工作结合，促进理论学习与业务能力同步提升，不断创新实践活动，开展"党员出招解难题　党建带团建""讲好身边的故事"等活动，通过云课堂方式打造"家门口的专家号"等特色党建项目。

（三）健全医院财务资产管理

健全完善财务收支、预算决算、会计核算、成本管理、价格管理、资产管理等管理制度，实行全面预算管理、财务报告、第三方审计和信息定期公开制度，落实三级公立医院总会计师制度，实行全成本核算，强化成本核算与控制，建立健全科室成本核算工作制度。

从青岛大学附属医院、青岛市中心医院、即墨区人民医院的资产负债率来看，代表省属医院的青岛大学附属医院除2020年受疫情影响资产负债率较高外，2018、2019年度其资产负债率较低。青岛市的市属、县级医院代表的资产负债率在全省处于较低水平，并相较于2018、2019年度资产负债率降低，见表4-9。

表4-9　青岛市不同级别代表医院的资产负债率变化情况

	省属		市属		县级		全国公立医院平均资产负债率
	青岛大学附属医院资产负债率	省属医院平均资产负债率	青岛市中心医院资产负债率	市级医院平均资产负债率	即墨区人民医院资产负债率	区县级医院平均资产负债率	
2018年	38.6%	38.8%	41.4%	48.1%	69.1%	46.9%	—
2019年	39.0%	39.9%	45.0%	48.2%	67.8%	50.3%	43.21%
2020年	53.5%	49.1%	35.7%	49.7%	39.2%	48.6%	42.62%
年均增长率	17.73%	12.49%	−7.14%	1.65%	−24.68%	1.80%	−1.37%

（四）医疗服务能力逐步增强

2020年度青岛市每千人口床位数为6.40张，高于东部平均水平；每千人口执业（助理）医师3.94人，高于全国水平及东、中、西部平均水平；每千人口注册护士4.25人，高于全国水平及东、中、西部平均水平，见表4-10。全市各类医院共拥有甲类大型医用设备3台，直线加速器、核磁共振、CT（电子计算机断层扫描）机等乙类大型医用设备148台，各级医疗机构拥有的万元以上设备总价124.57亿元。全市43个学科名列全国医院科技影响力评价榜百强。青岛市医院科技水平位于全省及全国计划单列市前列。建成青岛市区域诊疗一号通平台，全市门诊预约率达到31.19%，复诊预约率为66.14%。

表4-10　2020年度青岛市每千人口床位数、执业（助理）医师、注册护士数

	每千人口床位数/张	每千人口执业（助理）医师/人	每千人口注册护士/人
青岛市	6.40	3.94	4.25
全国	6.46	2.90	3.34
东部	5.75	3.06	3.33
中部	6.99	2.82	3.26
西部	6.98	2.73	3.45

随着医疗资源配置的逐渐优化，青岛市公立医院医疗服务能力得到显著改善。从门诊住院比来看，与2018年和2019年相比，青岛市2020年度门诊住院比上升，而2020年山东省、浙江省门诊住院比与2019年相比下降。2020年度青岛市门诊住院比远高于山东省平均水平，但低于浙江省平均水平，见表4-11。

表4-11　青岛市医院门诊及住院人次数

年份	青岛市			山东省			浙江省		
	门诊人次/万人次	住院人次/万人次	门诊住院比	门诊人次/万人次	住院人次/万人次	门诊住院比	门诊人次/万人次	住院人次/万人次	门诊住院比
2018年	3 150.58	146.40	2 152.04%	23 296.65	1 446.57	1 610.48%	28 305.19	923.70	3 064.33%
2019年	3 424.13	153.46	2 231.29%	24 961.23	1 498.44	1 665.81%	29 729.38	992.51	2 995.37%
2020年	2 802.52	122.68	2 284.41%	22 154.04	1 339.58	1 653.80%	25 917.36	877.13	2 954.79%

各医院在提高服务能力的同时，逐步增强医疗服务的公益性。例如，2021年，青岛市市立医院三四级手术率达到62.1%，平均住院日下降至8天，门诊均次费用同比降低17.2%，住院均次费用同比降低5.7%，群众就医负担明显减轻。

2021年上半年，青岛市第八人民医院完成手术5 281台次，较2020年上半年的3 103台次增加2 178台次，增长70.2%；其中，四级手术547例，较2020年上半年的355例增加192例，增长54.1%。

（五）建立公立医院补偿机制

从2012年启动县级公立医院综合改革试点以来，青岛市公立医院改革发展经历了县级公立医院改革全面推开、巩固完善和城市公立医院综合改革全面实施，以及加快建立现代医院管理制度等阶段，由打好基础向综合改革转变，由提升改革成效向系统制度建设逐步转变。2016年5月，青岛市被确定为第四批公立医院改革国家联系试点城市。从2016年7月1日起，市区范围内的32所二级以上城市公立医院（含驻青医院、军队医院、企业医院、行业医院等）全部启动改革，西海岸新区、即墨、胶州、平度、莱西的25所县级公立医院同步深化改革，重点从管理体制、运行机制、医保支付、人事薪酬、中医改革、体系建设、分级诊疗、信息化建设和改善服务9个方面28项内容实施了综合改革，实现了城市与县级公立医院综合改革全覆盖。经过近10年的改革探索，青岛市公立医院综合改革初步实现了人民群众得实惠、医务人员受鼓舞、公立医院得发展和医疗保障可持续的总体目标。有关经验与做法受到国务院医改领导小组秘书处充分肯定，2017年在国家医改简报上被刊发推广，在2018年全国卫生工作会议上用于书面交流。

青岛市优先安排市财力资金支持卫生健康领域项目建设，积极协调落实对公立医疗卫生机构的财政补助政策。2021年，市级财政给市属、驻青公立医院拨款4.03亿元，其中，基本支出补助2.56亿元，项目资金1.47亿元，分别同比增加6.2%、65.17%。继续加大对中医医院投入倾斜力度，2021年，市级财政保障中医医院0.53亿元，同比增加12.8%。完善财政投入政策，落实在岗乡村医生社会保障项目资金394万元，困难医院政策性亏损补助3 813万元，同时加大重点学科和人才培养投入，每年持续投入3 000万元。

（六）构建新型医疗服务模式

各大医院逐步探索便民惠民相关服务，构建具有青岛特色的新型医疗服务模式。例如，青岛市公立医院以"改善医疗服务""六个一""群众就医体验"等专项行动为抓手，从预约服务、便民服务、服务效率、医疗服务等多方面入手，采取提供电话预约、支付宝预约、微信预约、现场预约等多种方式，使预约挂号、预约检查时段更加精确，预约率不断提高；普遍设立综合服务中心和门诊集中服务单元，增加医疗和医保咨询、病案复印、轮椅借用等服务，提供便民服务箱、自助充电设备等，进一步为就诊人员提供多方面、全方位的优质服务。青岛市市立医院改善医疗服务案例在国家卫健委医政医管局主办的改善医疗服务擂台赛中获得多项创新服务奖项，其中《可及和连贯的门诊多学科管理》《强化医疗安全不良事件内涵管理》两项案例获得2021年山东省医学会医疗质量管理最佳实践案例奖。2020年，青岛大学附属医院完成世界首例5G超远程泌尿外科手术，截至2022年12月初，已为50名患者进行了远程手术，探索远程医疗"中国模式"；该医院主动与老少边穷地区基层医疗机构开通5G超声诊断、5G病理诊断等，为患者带来全新的就医体验。

（七）创新医院管理特色

青岛西海岸新区健共体紧密联动、赋能增效，牵头医院统一管理组团内业务、人员、资产、财务，下沉优质资源以赋能基层，496名副高及以上专家每年常态下沉不少于5 400人次，31万农村居民在家门口享受与城区居民同质医疗服务；集中带量采购药品耗材，临床路径管理规范，年均为群众节省看病就医费用5 000余万元。在全市率先建设人工智能辅助诊断系统，医生阅片、病历书写效率分别提高64%、40%，随访效率大大提高。工作经验在全国医共体建设推进交流会上推广。西海岸新区人民医院成为山东省第一届县域医共体分会主委单位。

城阳区人民医院实现区域内"三高共管"，通过与区医院、基层卫生机构的门诊电子病历、实验室信息系统、慢病随访系统互联，实现了区域内优质医疗资源共享，慢性病的区域内同质化、规范化管理。截至2020年6月底，城阳区人民医院共接收上转患者7 851例，向下转诊患者7 366例。全省慢性病管理试点培训现场会在青岛市城阳区召开，城阳区"三高共管"工作经验在全省推广，该服务模式被国务院深化医药卫生体制改革领导小组确定为医改重要成果。

七、探索形成符合实际的健康养老新模式

（一）多元模式推进医养护结合发展

青岛市成为首批国家级医养结合试点市、智慧健康养老示范项目试点单位和长期护理保险试点城市，探索形成了"医中有养、养中有医、医养联合、医养签约、两院一体、居家巡诊"的医养结合服务模式，初步实现"防、医、养、康、护"一体化服务。建立健全体制机制，出台《关于创建全省医养结合示范市实施意见》《青岛市长期护理保险办法》等系列文件，强力推动医疗卫生、养老保障和养老服务等部门不断重视和加强医养结合工作，搭建了居家为基础、社区为依托、机构为补充、医养康养相结合的健康养老制度框架。在医疗康养机构设置的审批、人才引进与培养、医疗保险等方面进行大胆改革创新，不断出台优惠政策，激发市场活力，服务于医疗养老机构的发展，加快健康养老服务体系建设。

（二）开展社区居家健康养老服务

完善社区医养服务设施，推进与卫生、助残等公共服务设施统筹布局、互补共享，在社区养老服务机构配备护理人员、康复护理设施设备和器材，引导老年人日间照料中心、老年人活动中心、托老所等社区养老机构与周边医疗机构"嵌入式"发展或签订合作协议。全面推行老年人"健康照护"管理，推进家庭医生、医保门诊统筹和居家医养"三约合一"实名制签约服务，老年人家庭医生签约率达到78%。青岛市乡镇（街道）卫生院、社区卫生服务中心全部设立家庭医生工作室和健康驿站，65周岁以上常住居民每年可就近享受健康管理服务。2021年，青岛市共有各级医养结合机构877家，并将医疗服务延伸至社区、家庭，为居家老年人上门提供健康管理和医疗服务。全面开放健康养老服务市场，形成"1+10"养老服务政策体系，各方力量共同建设养老机构284家，养老床位4.2万张。上线"青岛智慧养老"平台，整合各类养老服务机构和组织1 475个，养老机构和协议合作的医疗卫生机构普遍开通双向转诊绿色通道。在全国率先推出社会化的长期医疗护理保险制度，建立"专护""院护""家护""巡护"四种模式，发展了700多家护理机构，截至2022年2月，累计支付资金约35亿元，7万多名重度失能失智老人受益。

（三）完善长期护理保险制度

2012年，青岛市建立了长期护理保险制度，开启了国内探索长期护理保险制度的先河。2016年，青岛市又在关爱和照护失智老人方面走在了全省前列，在"颐养青岛"建设中，把握区域居住特点，创立了近2 000个家庭养老互助点，成为创新医养结合发展模式的典范。完善长期照护需求等级评估办法，强化定点护理服务机构考核，实施"全人全责"长期护理保险制度，打造以整合式照护服务为核心，涵盖急性期后的维持性医疗、基本生活照料、功能维护、长期护理、精神慰藉等多层面照护服务，对失能人员提供"专护""院护""家护"和"巡护"服务。在全国率先将失智老人纳入照护范围并针对重度失智人员提供长期、短期和日间照护服务。2018年，青岛市将这项制度拓展到对职工的长期护理保险。2012—2018年，长期护理保险资金累计支出12亿元，为近5万名失能失智老人提供照护，老人的平均年龄为80.4岁，享受失智待遇最长者100岁。

第二节　整合型医疗卫生服务支撑体系建设

一、强化组织领导

青岛市深化医改领导小组负责全面统筹推进全市医改工作。2020年5月，青岛市调整了市深化医改工作领导小组和市公立医院管理委员会成员，市长任组长，进一步完善了工作制度。各区（市）均由政府主要负责同志担任医改领导小组组长，均建立由政府牵头、部门协同的改革推进机制。青岛市及各区（市）均建立由一名政府领导统一分管医疗、医保、医药工作的机制，进一步强化了医改工作推进力度。

二、多层次医疗保障体系持续完善

（一）覆盖全民、城乡统筹的医保体系基本建立

青岛市辖七区三市。截至2021年年底，青岛市常住人口1 025.67万人，全市共参保913.6万人，同比增加了24万人，保障范围进一步扩大。2015年1月起，为解决医保制度碎片化、城乡待遇不公平等问题，青岛市统一城乡医保制度，实现制度、政策、目录、经办、信息和基金管理的"六统一"，并同步建立了基本医保、大病保险、全民补充医保、医疗救助四重保障体系。在保障模式上，青岛市实行门诊和住院板块式保障，医保统筹金保障全体参保人的社区门诊、门诊慢特病、住院治疗，具体为基本医保为全体参保人提供从门诊到住院的普惠和基本保障，职工和居民住院保障额度分别达到20万元和18万元，满足参保人因普通疾病住院治疗的保障需求。大病保险对超过基本医保最高额以上的费用，报销90%，最高报销40万元，实现了对大病患者基本医保之外的延伸保障。全民补充医保是青岛市在全国首创的地方补充保障制度，在国家未出台保障措施之前，青岛市通过团购谈判，把42种高价救命药降价40%～70%后纳入补充医保，再报销80%，解决了癌症、罕见病患者医保政策范围外费用负担过重的问题。

（二）分级管理的区域总额预算全面实行

从2018年起青岛市按照以收定支的原则，将支出预算分为8个管理区划，其中，市内三区医疗机构作为一个管理区划，由市本级直接管理；将其他七个区（市）医疗机构分别作为一个区划，由当地医保部门管理。年初在预留一定风险

调剂金后，统一制定各区划基金支出预算，然后由市和七个区（市）医保部门在各自预算范围内制定本区划支出预算，并对辖区内定点医院下达住院、门诊大病等结算指标。年终决算时，市和七个区（市）在各自预算资金范围内分别进行决算，对合理超支部分由市局统一调剂，上述做法是对中共中央、国务院《关于深化医疗保障制度改革的意见》中"分级管理、责任共担、统筹调剂、预算考核"改革思路的具体实践。

（三）绩效考核为基础的激励约束机制基本建立

医疗保险管理部门年初向定点医院公开基础数据、绩效考核指标、基本预算分配和决算测算公式。年终决算时，通过对次均费用、人头人次比等控制指标的调控，落实"结余奖励、合理超支分担"的激励约束机制。近年来，通过加强支付管控，青岛市医保费用支出年增长幅度一直控制在国家医保要求的10%左右，比"十二五"期间平均增幅降低6.5%。全市医保住院次均费用增幅一直控制在3%以内，职工和居民的住院医疗费政策内平均报销比分别稳定在90%和75%左右，总费用实际报销比分别稳定在75%和60%左右。

（四）集中采购为核心的药耗价格全面改革

集中招标采购是医保购买的主要方式。2018年3月，国务院开启了新一轮大部制改革，国家医疗保障局应运而生。国家医疗保障局在"三保合一"后成为最大的药品购买支付方，价格谈判能力显著增强。2019年，在前期试点基础上，国家医疗保障局等九部门联合印发《关于国家组织药品集中采购和使用扩大试点区域范围的实施意见》，目标是实现药价明显降低，减轻患者的药费负担，主要政策措施是通过带量采购、以量换价、招采合一、保证使用等方式促进政策落地实施。

为落实国家、省药械集中带量采购工作，青岛市常态化实施药品耗材集中采购，促进医药综合改革，及时确保国家、省、市共11批药品、医用耗材的集中采购结果落地。药品耗材集中采购实施后，青岛市257种药品和4 000余种高值医用耗材平均降价53%，每年节约费用8亿元，其中，心脏支架从原来平均每个13 000元降到平均每个仅700元。向全市219家公立医疗机构拨付了两批国家集中采购药品结余留用资金共7 000多万元，提高了医疗机构和医务人员的积极性。新增、调整医疗服务项目246项，大力支持医疗新技术应用。

（五）多层次的医疗保障体系深入推进

一是探索在以住院为主体的医疗服务购买的基础上，将疾病预防和健康管理等纳入支付范围。青岛市在崂山区等三区开展社区门诊保障制度改革试点，实行门诊统筹、家庭医生、基本公共卫生服务"三约合一"的健康管理新模式，三区门诊政策范围内平均报销比例较改革前提高了8.6%。将高血压、糖尿病"两病"居民门诊报销比例提高至60%，加强了"两病"门诊保障服务，落实长处方制度，惠及高血压患者55.4万人，糖尿病患者24.4万人。二是将重大疾病和罕见病纳入医疗保险支付范围，增强应对重大疾病困难群体的保障作用。2022年，青岛市纳入脑卒中后遗症等门诊慢特病病种共计78种。截至2021年年底，青岛市门诊慢特病办证人数为79.99万，占全市参保人数的8.77%，为61.7万名门诊慢特病患者报销36.6亿元，人均报销5 924元；为6万大病患者报销35.7亿元，人均报销6万元。三是鼓励、支持普惠型商业医疗保险的发展。青岛市构建"政府指导+市场化运营"医疗保障新模式，推出首款与基本医保紧密衔接的普惠型商业医疗保险——"琴岛e保"，对个人负担较重的部分进行精准保障，进一步减轻群众的就医负担。截至2021年年底，全市参保人数超过211万人，赔付11 401人次、1 502万元，人均赔付4 370元，最高一例赔付33.4万元。四是创新护理保险制度，有效缓解医疗照护难题。2012年7月，青岛市首创长期医疗护理保险试点。2015年，长期医疗护理保险制度扩大到城乡全体参保人。2016年，青岛市成为全国首批长期护理险试点城市。2017年，青岛市在全国率先试点将重度失智人员纳入护理保障范围。2018年，青岛市建立了"全人全责"长期护理保险制度，为失能失智人员提供整合式"医养康护防"照护服务。2021年起，青岛市实施农村护理保险提升计划。截至2021年年底，累计支付资金35亿元，惠及7.1万多名重度失能失智人员，在为个人、家庭、社会减负的同时，也为全国提供了"青岛样板"。五是全面落实各项医疗救助政策。青岛市将12余万困难群众全部纳入医疗保障，实现了100%参保、不漏一人的目标。各类困难群众参加居民医保的个人缴费部分，财政予以全额补贴，即个人不缴费。全面实施困难群众大病保险起付线由18 000元降至5 000元，报销比例提高5%，取消封顶线等倾斜性政策，基本医保、大病保险、补充医保、医疗救助、重特大疾病再救助等综合保障有效衔接，2021年为7.7万名困难群众报销8.9亿元，困难群众人均自付比例为3.2%，实现了困难群众参保率、补贴率、政策落实率三个100%的目标。

（六）多元复合式医保支付方式持续改革

2015年，青岛市医保"城乡统筹、三险合一"后，按照"尊重历史、承认现实、控制未来增长"的原则，进一步完善了总额控制为主、多种支付方式相结合的复合式支付方式。针对住院、门诊大病、门诊统筹、长期护理保险等不同医疗费特点，采取不同的支付方式，分别设立不同结算及考核指标。对普通住院实行总额控制下的次均费用结算，对精神病及康复住院实行按床日结算，对门诊大病实行按病种人头总额控制结算，对社区门诊统筹实行按定点签约人头限额包干结算，对紧密型县域医共体按区域人头总额付费。此外，积极开展住院单病种结算，对日间手术、日间化疗、日间病房等结算。2017年，国务院办公厅提出选择部分地区开展按DRG付费试点。2019年，国家医疗保障局在全国遴选了包括青岛市在内的30个城市，启动CHS-DRG（意为国家医疗保障按疾病诊断相关分组）付费国家试点工作。青岛市按照国家"顶层设计、模拟运行、实际付费"三年三步走的试点工作统一部署要求，积极、稳妥的分类推进DRG支付方式改革试点工作，将主要的二级以上公立医院纳入试点范围（中医院除外）。试点改革以来促进了医保管理机制转变，医保付费从按项目付费向按价值付费转变，从被动买单向主动作为转变，从单纯的手工审核向大数据运用转变，从粗放的供给侧管理向精细化管理转变。这些转变对医院产生重大影响，将成为构建分级诊疗的重要推动力。国家医疗保障局遴选出包括青岛市在内的18个城市作为DRG支付方式改革示范点，承担典型示范、辐射带动任务。2021年7月，青岛大学附属医院、青岛市市立医院等18家DRG试点医院实际付费DRG医保支付改革正式实施，此举进一步推进医疗费用和医疗质量"双控制"，解决医保支付管理发展不平衡不充分的问题。2021年11月，国家医疗保障局印发《DRG支付方式改革三年行动计划》，在全国全面推开DRG支付方式改革工作。

三、卫生健康人才服务保障能力显著增强

（一）卫生健康人才总量稳定增长

2021年年底，青岛市各级各类医疗卫生机构卫生人员总数为115 880人。2021年全市医疗机构卫生技术人员构成如图4-6所示。其中，卫生技术人员97 043人，其他技术人员5 793人，管理人员6 164人，工勤技能人员6 423人，乡村医生3 219人，卫生员15人。每千人口卫生技术人员9.46人，每千人口执业（助理）医师3.90人，每千人口注册护士4.30人。与2020年相比，全市各级各类医疗卫生机构卫生人员增加1 636人，增幅为1.43%。其中卫生技术人员增加2 189人，增幅为2.31%；其他卫生技术人员增加311人，增幅为5.67%；管理人员（仅从事管理工作）减少884人，减幅20.70%；工勤技能人员增加738人，增幅为12.98%；乡村医生和卫生员减少718人，减幅为18.17%。每千人口卫生技术人员增加0.04人，每千人口执业（助理）医师减少0.04人，每千人口注册护士增加0.05人。从近几年的数据可以看出，整体上青岛市卫生健康技术人员的数量逐年上升，其中，执业（助理）医师和注册护士的数量增加较多，见图4-7。在青岛市推行人才队伍创新性建设过程中，卫生健康人才队伍规模越来越大，专业化水平越来越高，职业技术能力越来越强。

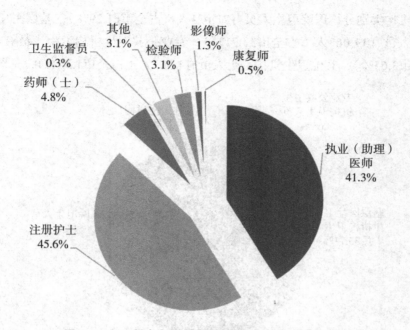

图4-6　2021年全市医疗卫生机构卫生技术人员构成情况

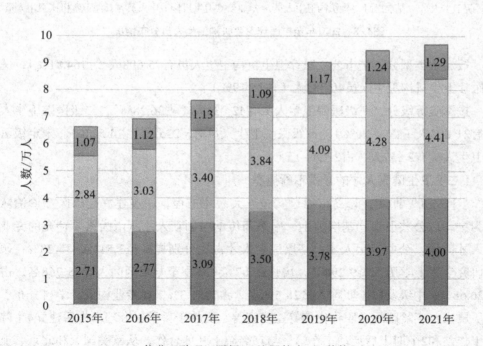

图4-7　全市医疗卫生机构卫生技术人员及变化情况

按机构类别分，医院卫生人员有71 021人（占全市61.29%），基层医疗卫生机构卫生人员有39 063人（占全市33.71%），专业公共卫生机构卫生人员有4 229人（占全市3.65%），其他卫生机构卫生人员有1 567人（占全市1.35%），见图4-8。

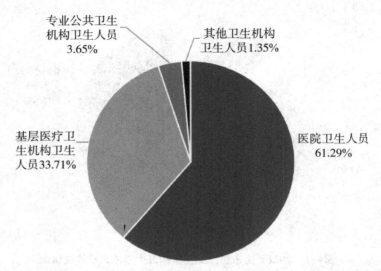

图4-8　2021年全市医疗卫生机构卫生人员分布情况

按经济类型分，全市公立医疗卫生机构卫生人员有75 098人（占64.81%），民营医疗卫生机构卫生人员40 782人（占35.19%）。

按医院等级分，三级医院卫生人员有42 036人（占36.28%），二级医院卫生人员有21 093人（占18.20%），一级医院卫生人员有5 235人（占4.52%），未定级医院卫生人员有2 657人（占2.29%）。

（二）卫生健康人才的素质不断提高

"十三五"期间，青岛市通过实施五大人才工程，逐步建立起以医疗诊治队伍为主，以公共卫生、基层卫生、中医药传承与创新人才队伍为重要补充的专业化人才队伍。公共卫生人才、基层卫生人才占比分别提高至3.51%、35.23%；硕士研究生以上学历人员9 294名，增长86.07%；35岁至44岁区间人员25 768名，占比26.68%；中级及以上职称人员28 690名，占比31.3%，在专业构成、学科分布、学历层次、年龄区间、职称比例等逐步完善，更趋于科学、合理。先后建立4个院士工作站和2个博士后流动工作站，与15名院士开展合作，从欧美国家和北京、上海等发达城市引进30个高层次人才团队，引进或柔性引进438名高层次人才，招录2 960名研究生、6 341名本科毕业生。引进10名国医大师、1名岐黄学者，建立

88个知名中医药专家工作室，各类人才、团队引进数量实现成倍增长。中国工程院院士、享受国务院特殊津贴专家、国家卫生突出贡献中青年专家、泰山学者、省突出贡献中青年专家、齐鲁卫生健康人才等人才工程系列人选达到92名，以上人才引进和培养数量、质量均位居山东省第一位。青岛市有51个学科进入"中国医院科技量值（STEM）排行榜"全国学科百强榜单，同比增长37.84%，位居计划单列市首位。借助博鳌亚洲论坛全球健康论坛大会、青岛卫生人才发展环境推介会等契机，广发"招贤令"。瞄准欧美、亚洲国家和地区的知名医疗机构、科研院所及国内排名前100名的知名院校，全国排名前30位学科、各学科排名前30名的学术带头人开展招才引智任务。确立创新人才制度、完善人才政策、拓展海外招才、强化项目聚才、信息化精准引才、整合专业化力量、扩大用人自主权、阶梯式人才培养、搭建学术平台和完善人才服务保障十大攻坚任务。截至2022年，青岛市卫生健康人才有中国工程院院士2人，国家卫生突出贡献中青年专家7人，国务院特殊津贴专家32人，泰山学者攀登计划1人，泰山学者特聘专家计划11人，泰山学者青年专家计划18人，山东省突出贡献中青年专家13人，山东省医学领军人才2人，齐鲁卫生健康领军人才4人，齐鲁卫生健康青年人才12人。专业技术一级岗位人才1人，专业技术二级岗位人才35人。

（三）卫生人才制度不断完善

1. 人才培养制度方面

2014年，青岛市出台"1+2"医疗卫生重点学科建设和人才培养政策。以《关于加强青岛市医疗卫生重点学科建设与人才培养的指导意见》为统领，分别制定了《青岛市医疗卫生重点学科建设和资金管理办法》《青岛市医疗卫生优秀人才培养项目建设和资金管理办法》，初步形成"1+2"政策体系，加快医疗卫生重点学科建设，积极构建医疗卫生专业优秀人才培养梯队。2018年，为全面贯彻习近平新时代中国特色社会主义思想和党的十九大精神，加快推进新旧动能转换重大工程，加强重点扶持区域引进急需紧缺人才项目管理，充分发挥人才项目的作用和资金使用效益，青岛市发布《青岛市卫生和计生委推进"国际化+"行动计划（2018—2019年）主责事项》，强化卫生健康人才的国际化交流，发布《青岛卫生健康人才工作平台建设工作实施方案》，引领青岛市创新型卫生健康人才的培养。青岛市制定的《2019年人才工作实施方案》指出，着眼于健康青岛建设，大力实施"人才强医"战略，强化人才战略、学科建设和信息化建设，全面实施卫生和健康人才发展计划。依托现行政策，实施基层卫生人才工程、公共卫生人才工程、实施实用型卫生人才工程和卫生和健康高层次人才工程，拟组织培训1 000名管理与业务技术人员、1 000名全科医生护士和7 000名乡村医生，培养3 ~ 5名市级拔尖人才和30名专业技术骨干，培训300名基层实用型人才和30名公共卫生管理人才，培养5 000名医疗卫生专业技术人才，引进3 ~ 5名院士，引进100名急需高层次人才，培养90名学科带头人、80名优秀青年医学专家和150名优秀青年人才，促进卫生和健康人才分布趋于合理。

2. 人才评价制度方面

根据2017年山东省委组织部、山东省人社厅联合出台的《山东省事业单位工作人员考核办法》，青岛市积极推进卫生健康人才评价方式，研究制定分类推进人才评价机制改革的意见，完善人才分类评价标准和办法，加快建立多元、多方位的人才评价体系，以专家评审和评价制度为主导，结合责任制与信誉制，更加公平、高效地考核人才。推进职称制度改革，突出用人主体在职称评审中的主导作用，合理界定和下放职称评审权限。

3. 事业单位人事制度改革方面

按照党的十九大提出的关于深化事业单位改革的总体要求和贯彻落实国务院发布的《事业单位人事管理条例》，青岛市制定印发《2018年青岛市加快推进事业单位改革重点任务分工》（青事改〔2018〕1号），全面梳理市属90余家公益类事业单位机构设置、职责配置、人员编制配备等，确定了包括事业单位人事制度改革在内的12项重点改革任务，推出了事业单位改革的"路线图"和"时间表"。通过改革，创新事业单位的体制机制，优化事业单位的布局结构，激发事业单位的发展活力，以改革推动解决发展不平衡不充分的问题，努力满足人民的美好生活需要。

（四）搭建卫生人才发展平台

运用市场化、法治化思维，搭建起博鳌亚洲论坛全球健康论坛大会、世界华人医师大会、青岛与日韩医养健康合作、北京大学医学部医学交流合作等各类平台，建立人才工作联盟。完善人才引进和培养补贴办法，整合优化市级、委级和用人单位三个层面的资金，大幅度提高补贴标准。制定高层次人才就医服务指南，确定17家定点医院，优化服务流程，提供全方位、全过程、全周期的保姆式服务。作为事业单位人事制度改革的一项重要举措，青岛市启动实施2019年"青年优秀人才引进计划"，在事业单位引进、集聚一批青年优秀人才。重点聚焦医养健康等十强产业领域，面向全球排名前200位的高等学府、全球自然指数排名在前100名的高校与科研院所、国内一流大学一流学科的全日制博士研究生、主持国家自然科学基金青年项目等国家级重点项目的青年学者，以及在本领域取得突出原创性成果的优秀青年人才进行招聘。

四、智慧健康水平逐步提升

（一）建成全市统一的卫生健康专网

青岛市的"互联网+医疗健康"建设起步于2005年，已建成全市统一互通的卫生计生专网，建成区域卫生共享、区域诊疗"一卡通"两大平台，初步建成电子病历、健康档案、全员人口、基础资源四大数据库，建成基本公共卫生、基层HIS（hospital information system）和村医工作站等一系列市级应用。各医院基本配齐HIS、LIS（laboratory information system）和PACS（picture archiving and communication system）等信息系统，全市"互联网+医疗健康"建设初具规模与成效。卫生健康专网采用市、区（市）两级架构铺设，对专网核心节点均采用技术先进和成熟度高的设备进行建设，采用万兆裸光纤组网，采用统一的网管系统，实现统一的网络业务调度和分级管理全网网络设备，保证网络运行效率，压缩网络运维成本。卫生健康专网对上与山东省卫生健康委联通，对下联通各区（市）卫生健康局、专业医疗卫生机构、二级以上医院、社区卫生服务中心、乡镇卫生院、村卫生室、社区卫生服务站，总计联通机构数量达7 000余家，覆盖全市99%以上的医疗卫生机构。

（二）完成市、区（市）全民健康信息平台两级建设部署

青岛市根据国家、省、市、县（区）四级全民健康信息平台建设架构，市级、区（市）级全部建成全民健康信息平台，建成电子病历、健康档案、全员人口、基础资源四大数据库。建设覆盖各区（市）、各医院的数据传输采集通道，实现电子病历、健康档案数据"T+1"更新，完成全员人口、基础资源数据初始化及按期更新。截至2021年年底，青岛市各区（市）全民健康信息平台全部与市级全民健康信息平台联通，对接二级以上公立医院57家、二级以上民营医疗机构39家。截至2021年年底，电子病历累计数据总量12.97亿条，健康档案数据总量1.46亿条，为医疗健康大数据及人工智能发展打下了坚实的基础。

（三）建成区域诊疗"一卡通"平台

截至2021年年底，该平台共计为784万居民提供了方便、快捷的就医服务，累计发卡总量947万张，月平均预约就诊人次达51.8万。实现在线预约就诊。该平台共建设完成了网站、微信公众号、支付宝、慧医APP四个预约就诊渠道，居民可自主预约主要的二级以上医院号源。每个号源的预约时段控制在15分钟内，通过平台预约的患者不需要提前到医院排队等候，只要在规定时间段到达便能按时就诊。配套智能服务终端，接通该平台的各医院共配置了1 000余台自助设备，减

少了居民在取号、缴费时的排队等候时间。预约患者单次就诊逗留时间从平均3小时缩短为平均45分钟，非预约患者单次就诊逗留时间从平均3小时缩短为平均2小时，在医院内重复排队次数从平均5次减少为平均2次。打造便捷网络支付方式。该平台为患者提供自助结算、诊间结算、移动终端结算等多种结算方式，支持诊疗卡支付、社保卡支付、支付宝支付、微信支付等多种支付手段。患者在需要支付费用时，不再到指定地点进行支付，可在任意时间、任意就诊过程中进行费用结算，方便快捷，省时省力。

（四）发展完善"互联网+医疗"服务

青岛市共设有14家互联网医院。其中，青岛大学附属医院、青岛市市立医院、青岛妇女儿童医院、青岛市中心医院等9家医院独立设置互联网医院。青岛麦迪格眼科医院依托第三方机构设置互联网医院。平安健康互联网股份有限公司、青岛微医互联网医院有限公司等4家单位申请设置独立的互联网医院。市远程医疗网络已覆盖全部的二级以上公立医院、乡镇（街道）卫生院，已覆盖64%的公立社区卫生服务中心。探索医疗健康大数据及人工智能应用。区域诊疗"一卡通"平台对预约时间、到院打卡时间、等待时间等预约就诊数据进行了大数据分析统计，将统计分析结果实时反馈给医院；医院根据反馈数据不断调整医生排班，通过持续优化，将号源的预约时段控制在了15分钟以内。胶州市试点开展智能辅助诊断项目，通过信息化平台以三甲医院专家的诊断技术辅助基层开展诊疗服务。西海岸新区与科大讯飞合作开展"智医助理"项目。

（五）互联网赋能疫情防控工作

新冠肺炎疫情期间，青岛市开发并上线了一批支撑疫情防控工作的平台系统。一是全面上线"网上发热咨询门诊"，减少患者就医过程中的交叉感染风险，减轻各医院门诊的压力。二是部署青岛市新冠肺炎疫情服务平台，为居民提供权威、全面、智能的疫情服务工具。三是针对疫情完成自助服务机的升级改造。在自助机挂号、取号之前，增加疫情信息温馨提示，通过信息提示，自动引导符合条件的居民到发热门诊就诊。四是建设定点医院远程会诊系统。青岛市在16家定点医院部署了远程会诊系统，各医院专家通过远程会诊系统，有效避免医务人员交叉感染，各医院专家可以通过系统直通隔离病房，实时开展工作。

第一节 整合型医疗卫生服务体系构建的问题

一、优质医疗卫生资源总量相对不足且不均衡

引导患者到基层就医的主要瓶颈在于人们认为各级卫生机构的服务质量存在巨大差异。患者选择所谓"大医院"就医，可能出于对医疗机构级别、医生资历、服务过程、检查手段、服务态度等的综合考量。优质医疗资源总量相对不足且分布不均衡仍是青岛市面临的突出问题之一。

（一）优质医疗卫生资源总量相对不足

与经济社会发展和人民群众日益增长的服务需求相比，青岛市优质医疗卫生资源总量相对不足。2020年，青岛市GDP总量已达1.24万亿元，在全国排名第13位，但全市百万人口三级医院数为2.78家，低于深圳市（3.20家）、杭州市（3.27家）、济南市（4.02家）的水平。2020年，青岛市千人口床位数为6.40张，低于省内的济南市、威海市、济宁市的水平；医疗机构固定资产总量为374亿元，接近济南市的1/2，低于潍坊市水平，与临沂市水平接近。高水平医学院校和医学科研机构、国家级医学重点学科的数量与北京市、上海市、广州市等一线城市仍有较大差距。复旦版2021年度中国医院综合排行榜上，青岛大学附属医院作为青岛市唯一进入榜单的百强医院居第53位，距离山东大学齐鲁医院（第24位）还有较大发展差距，进入国内前10名的临床学科只有青岛大学附属医院的健康管理综合科，与先进城市的医院相比具有较大差距。青岛市公立医院四级手术比例与CMI低于全国平均水平。专科医院规模偏小，能力偏低，优势专科不明显。

（二）医疗卫生资源的城乡配置不均衡

从医疗卫生资源的地理属性来看，青岛市医疗卫生资源的地域公平性较差，

大多数医疗卫生资源集中在市南区、市北区，而且医疗卫生资源按地理位置分布以及与辖区内人口相比都存在严重过剩。市南区、市北区拥有15家三级医院，占全市三级医院的54%，而莱西市没有三级医院。市南区、市北区每千人口床位数、执业（助理）医师数等资源是新建城区、郊区的3~5倍，医疗卫生资源的空间布局有待调整。李沧区、崂山区、城阳区的医疗卫生资源按地理位置分布公平性较高。城阳区、西海岸新区、胶州市、平度市、莱西市的各类医疗卫生资源相对不足，分布公平性差，相对于辖区人口来说，医疗卫生资源存在不足。

（三）县级医院能力不强

县级医院发展不平衡不充分的问题依然存在。2021年，青岛市县级综合医院达到国家医疗服务能力推荐标准率仅为66.67%，排名在全省靠后。县级中医院达到国家推荐标准率仅为33.33%，低于全省48.08%的平均水平。县级妇幼保健机构达到二级甲等水平的比例为33.33%，低于全省43.59%的平均水平。另外，县级医院应对突发公共卫生事件的救治能力仍然不足，尤其是专科缺失，处置的能力不够，设备配置差异非常明显。根据艾力彼医院管理研究中心发布的"2021届中国医院竞争力春季榜·县级医院"榜单，山东省共有19家县级医院进入全国前100名，青岛市只有平度市人民医院入选（第52名），在山东省入选的19家医院中排第12名。

二、医疗资源整合松散

（一）三级医院规模扩张未明显受遏制

首先，三级医院对危急重症、疑难复杂疾病提供诊疗服务的能力不足。CMI作为治疗难度的指标从侧面反映了医院的功能定位。青岛大学附属医院的CMI为1.47，青岛市市立医院的CMI为1.12，其他医院的CMI则不到1.10。其次，三级医院收治大量普通患者，很少向二级医院转诊亚急性患者、术后恢复期患者和危重症稳定期患者。青岛大学附属医院除了提供危急重症、疑难复杂疾病的诊疗服务外，还接诊普通患者，特别是在西海岸新区、平度市设立的院区接诊了大量普通患者，与当地县级公立医院产生竞争。青岛市市立医院、青岛市中心医院、青岛妇女儿童医院、青岛市第三人民医院、青岛市胶州中心医院等同样存在接诊大量普通患者的情况。再次，近年来的优质医疗卫生资源扩容缺乏整体布局。新建和扩建三级医院主要是医院自主行为和区（市）政府积极推动，缺乏城市层面的统一布局。

（二）县级医院服务能力有待进一步提升

从县域内的就诊率情况看，2015年以来，县域内就诊率整体呈下降趋势，县域内患者外流增加，当地医疗卫生综合发展水平不足，距离实现"大病不出县"的医改目标仍存在差距。即墨区、胶州市、平度市、莱西市参保居民在县域内的平均住院就诊率从2015年的84.05%逐年下降至2019年的73.82%（表5-1），大医院虹吸现象并未有效缓解。从床位情况看，二级医院床位数的增速低于三级医院床位数的增速（图5-1）；二级医院床位占比呈下降趋势，而三级医院床位占比呈上升趋势（图5-2）。

表5-1　2015—2019年青岛市部分区（市）参保居民县域内住院就诊率统计表

年度	崂山区	城阳区	西海岸新区	即墨区	胶州市	莱西市	平度市
2015	14.77%	67.19%	80.05%	80.05%	85.93%	87.43%	82.80%
2016	12.05%	64.53%	77.47%	77.99%	83.47%	86.53%	74.11%
2017	11.59%	58.85%	74.95%	74.91%	79.45%	80.73%	74.66%
2018	11.66%	57.55%	76.06%	71.08%	78.85%	77.68%	77.43%
2019	12.00%	53.52%	74.44%	67.25%	75.00%	76.65%	76.39%

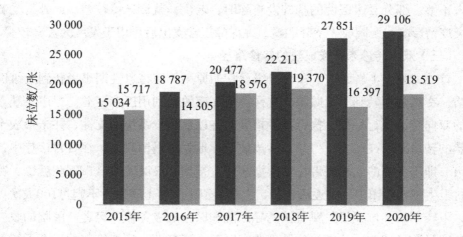

图5-1　2015—2020年青岛市三级医院、二级医院床位数

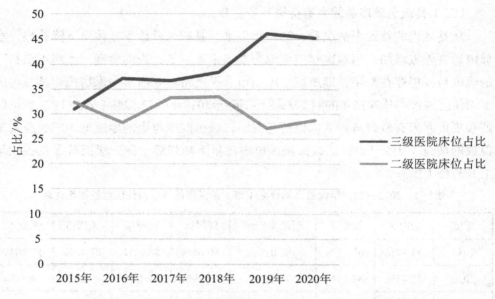

图5-2　2015—2020年青岛市三级医院、二级医院床位数变化

虽然除莱西市人民医院外，大部分县级公立医院已经达到三级医院建设标准，但是与人民群众的预期还有较大差距。主要原因：一是城市医院的扩张虹吸患者、优秀的医生以及医保资金，使其难以快速发展和提高。二是医保取消就诊地域限制，患者可以在全市甚至全国自由流动。三是政府办医责任落实不到位，投入不够。部分县级医院的基础设施陈旧、老化，就诊环境较差。此外，受新冠肺炎疫情影响，医院收入下降明显，在保障正常支出后可用于发展的资金较少。

（三）双向转诊未形成成熟的转诊路径

首先，患者上转无序。按照分级诊疗的原则，应将急性期患者转到上级医院诊治，在康复期转到下级医院，这样能更加有效地利用医疗资源。但由于缺乏明确的双向转诊执行标准、执行路径指导文件以及转诊系统的支撑，并未形成十分成熟的转诊路径或模式。另外，逐步放开异地就医报销政策，在日常诊疗中，平度市、即墨区等的农村患者往往根据病情直接到县级医院或城市医院就诊，很少从村卫生室或乡镇卫生院逐级转诊，大部分卫生院年上转患者不超过100人次。其次，下转不畅。按项目付费直接诱导医院和医生虹吸和截留患者。医院的收入与服务项目数量挂钩。分级诊疗制度要求医院将康复期、病情稳定的患者下转回基层，但下转患者会直接影响医院收入，造成利益受损，医院或医生往往会出于自身利益的考虑缺乏下转患者的动力。多数基层医疗机构有医保总额控制，医保总额用完后无法接收患者，这降低了基层医疗机构的吸引力。

（四）医共体内缺乏有效的联动

按照国家要求，医共体是推进分级诊疗的有效路径，但是青岛市医共体对分级诊疗的推动作用不明显。2019年，青岛市委全面深化改革委员会印发通知，对医共体建构提出明确要求。但实践中多数机构仅仅是形式上"联合"，部分医共体成员单位间"联体不连心"。"六统一"工作进展缓慢：人事管理方面，各区（市）基本未实现医共体单位内部的人事薪酬一体化，各单位独立核算，人员流动多以下派医务人员和医务人员下沉的方式单向流动。财务管理方面，大部分医共体内卫生院尚实行独立的财务管理，牵头医院较少干预，仍然由卫健局实行监管。业务管理方面，多采用技术帮扶、督导检查的形式，医疗技术尚未实现同质化，牵头医院尚未实现结合部分卫生院的特点和需求重点扶持特色学科发展。药品耗材方面，县级医院和卫生院的目录尚未统一，未实现供应一体化，未建立医共体中心药房，基本上由各卫生院从平台自主采购。医保和公共卫生资金管理方面，尚未实现支付统一。

此外，城市医联体多为松散型医联体，牵头医院对下级医院的控制能力较弱。在实践中，民营诊所尽量留住患者以获得更大的经济利益；公立社区卫生服务机构缺乏为患者提供服务的积极性，医疗水平较低，尽管其与医院签订了诸多合作协议，但较少有患者就诊，抗疫任务也使其无暇顾及医疗服务；患者因市内医院的便利性，直接到三级医院就诊，去基层医疗机构的主要目的是开药。

（五）双向转诊信息化互联互通水平有待提高

双向转诊的实现需要互联网信息技术的支持，建立信息数据共享平台是双向转诊高效开展的前提。信息化发展迅速，但因为各区（市）、各级医疗机构信息化投入水平有差异，不同机构间的信息化建设水平参差不齐，所以医共体整体信息化水平不高。在转诊的病例中，由于缺乏信息化支撑，医疗机构多采用电话、微信等方式完成转诊。各机构的卫生信息系统均自行采购与开发，其标准不一，导致未能有效识别转诊患者的医疗信息，造成转诊患者需重复检查，增加了资源浪费。近年来，胶州市、西海岸新区、平度市等区（市）投入资金，统一基层医疗机构信息化建设，在实现信息交互等方面取得了明显进展，但即墨区信息化较为落后。较为突出的问题是医共体牵头医院的信息系统与上述区（市）统一建设的系统非一家公司开发，在信息交互和管理中存在较大障碍，不利于分级诊疗工作开展。平度市为其提供了好的案例样本，将县域内所有公立医疗机构的系统更换为同一家公司开发的系统，可解决上述问题。

三、公共卫生服务与保障能力不足

（一）基本公共卫生项目作用尚未充分发挥

由于人力不足，部分基层医疗卫生机构除预防接种、妇幼保健和中医药健康服务等城乡基层医疗卫生机构的传统服务项目外，在居民健康档案管理、慢性病患者健康管理、健康教育、健康生活普及、居民健康素养提升、健康环境建设等项目开展上重视程度不同，部分项目存在流于形式现象。针对孕产妇产前保健、老年人健康检查、康复护理、安宁照护、心理疏导、临终关怀等服务需求，基层医疗卫生机构缺乏相应人员、设备及能力。部分社区卫生中心和乡镇卫生院的信息化水平不高，加之缺乏一体化的居民健康信息平台，导致居民健康档案的使用率不高。

（二）疾控体系建设仍需进一步深化

疾控机构人员、设施等仍然与较大城市公共卫生安全保障和重大疫情防控需要存在一定差距。在基础设施方面，70%的区（市）级疾控机构人均建筑面积未达到国家标准，40%的区（市）级疾控机构实验用房面积未达到国家标准，新冠肺炎疫情以来，随着实验室改扩建及人员招聘力度加大，部分区（市）的办公用房面积挤压，办公用房不足问题凸显。基础设施不足导致从空间结构上限制实验室能力、应急能力等的发展，这是部分区（市）疾控机构面临的主要突出问题之一。人员队伍总体规模仍不足。青岛市每万人口配备疾控人员1.25人，满编后为每万人口配备疾控人员1.44人，未达到每万人口配备疾控人员1.75人[①]的标准。部分区（市）的空编率较高，距离5%的空编率目标存在较大差距。区（市）级疾控机构能力总体不足且发展不均衡。《山东省各级疾控中心标准化建设实施三年行动方案》要求到2023年基本实现县级疾控中心人员配备、房屋建设、仪器装备、职能落实标准化，而青岛各区（市）标准化建设程度不一，差距明显。

（三）急救能力需要进一步提升

新冠肺炎疫情等突发公共卫生事件发生，输入性风险和防控难度不断加大，疫情防控对院前急救工作提出新的挑战。2021年，青岛市常住人口1 025.67万人，按照"每3万人口1辆的标准配备救护车，负压车的配备比例不少于40%"[②]的标准，尚有120辆救护车的缺口，负压救护车的配置率明显不足。农村区域急救站点覆盖面不足，急救半径偏长，影响急救效率，急救网络布局有

[①] 来源于《山东省各级疾病预防控制中心机构编制标准实施意见》。
[②] 来源于《关于进一步完善院前医疗急救服务指导意见》。

待进一步优化。在重大灾害事故紧急医学救援领域，青岛市院前应急救援队伍的组建培训管理机制仍不完善，相关物资保障、特种车辆与设备设施的配备仍较薄弱。

（四）优质妇幼健康服务资源供给不足

2016—2020年，出生人口数量呈持续走低趋势，见图5-3。高龄妊娠、多胎妊娠等高风险妊娠呈现常态化，高龄、高危孕产妇比例持续高位，孕产妇死因日趋复杂，对各级各类医疗卫生机构的危重症综合救治水平提出了更高的要求。随着高龄、高危孕产妇增多，产科、儿科专业技术人员不足，区（市）妇幼保健机构人员编制不足，诊治能力不足，控制孕产妇死亡率和防控出生缺陷面临诸多困难和压力，母婴安全形势严峻。随着居民消费结构升级，居民对优生优育、产后康复、儿童早期发展、更年期管理等保健服务的需求快速增长，对服务环境和设施也提出了温馨、舒适、私密等更高的期望。迫切需要加强妇幼健康服务体系建设、提升服务能力。妇幼健康服务体系建设的整合性还有待加强，保健与临床融合发展仍不顺畅，综合性医院在妇幼保健服务方面发挥的作用尚未充分体现。在妇幼健康服务资源方面，城乡差距较大，部分涉农区（市）妇幼保健机构标准化建设仍有短板，服务均等化问题亟待解决。随着居民科学育儿理念的提升，0～3岁婴幼儿照护服务需求量增大，要求加快补齐机构和人力短板，解决"幼有所育"问题。

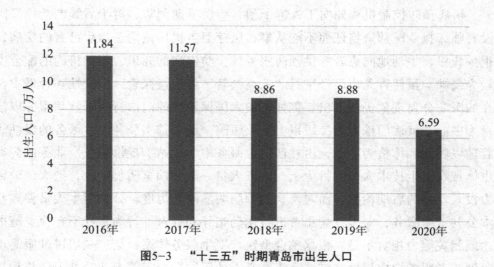

图5-3 "十三五"时期青岛市出生人口

（五）专业公共卫生机构监测预警和快速处置能力不足

新冠肺炎疫情暴露出青岛市在应对传染病（特别是新发、突发传染病）时防控相关监测预警方面的薄弱环节。疫情发生后，青岛市启动传染病多点触发预警平台建设，截至2022年年初，平台2期正在建设中。随着多点触发信息系统的不断完善，公安、工信、公卫等部门常态化触发预警机制需进一步健全完善。需进一步完善针对传染病、慢性病和健康危险因素的风险监测预警网络。风险评估能力不足是当前专业公共卫生机构暴露出的主要能力短板，分析、利用监测数据的能力需进一步增强，构建整合型医疗卫生服务体系要求的社区诊断和对人群健康风险分层能力不强。

四、医防融合的工作模式和工作机制尚待建立

（一）基层医防融合机制需进一步完善

虽然基层医疗卫生机构既要开展临床医疗服务，又要提供基本公共卫生服务，但是两种服务的管理分离、考核分离、信息分离等问题比较突出。青岛市市级疾控机构成立了基本公共卫生项目市级指导中心，每年开展基本公共卫生项目绩效考核，但区（市）疾控机构与基层医疗卫生机构之间缺乏业务协同。虽然青岛市紧密型医共体"六统一"中要求医防机构融合，但是由于机构性质不同且缺乏合理的补偿机制等，技术指导在很大程度上由行政手段来推行，并且实际指导工作上的能力与精力均显不足。

（二）医疗机构与专业公共卫生机构需进一步衔接整合

疾病预防控制机构偏向于人群干预、疾病早期预防，对于后续的治疗又因没有临床执业医师资格证而不能从事；医疗卫生机构偏向于治疗已有的疾病，很少积极、主动地向患者提供预防服务或预防疾病的知识，两类机构的配合度较为欠缺。虽然青岛市已经进行"三高共管"等有益探索，但慢性病管理中存在的医防分离现象仍然突出。例如，纳入医保管理的门诊特殊慢性病服务以治疗为中心，就诊门诊定为二级以上定点医院，纳入基本公共卫生服务的慢性病管理以随访和体检为中心，由社区卫生服务中心（站）提供服务。业务的分离也体现在卫生技术人员的行为上。医务人员一般只偏重药物治疗，把大部分精力投入疾病的后期治疗，而对疾病的预防明显缺乏力度。公共卫生人员偏重基本公共卫生服务，对慢性病患者进行用药指导和针对性行为指导不在执业范围内或相关能力相对不足。根据整合型医疗卫生服务体系框架，从居民健康需求角度或者服务性质层面来讲，真正意义上的医防融合需要专业公共卫生机构提供社区群体健康评估、疾病风险分层等工作，实现由群体向个体更加精准化健康干预的过渡。

（三）医院履行公共卫生责任落实不到位

预防服务是投入驱动，医疗服务是收入驱动，公立医院在必须保障运营性的前提下，加大投入开展公共卫生服务的动力。一方面，医疗机构的公共卫生职能定位不清晰，开展公共卫生服务多为行政要求，且缺乏相应的补偿政策，医院很难从公共卫生服务中获取利益，内生动力不足。[①]虽然2020年以来开展考核，但考核结果并未与负责人奖惩、财政投入等直接挂钩，激励机制不足。另一方面，开展疾病监测与上报必要的信息化系统为医疗机构自主投资，公共卫生等公益性服务缺乏必要的政府投入或政府购买机制。

五、基层医疗服务能力有待提升

（一）基层首诊刚性不足

刚性的基层首诊应是不经过社区、乡镇及以下的基层医疗机构首诊或转诊，不予报销医疗费用。而当前虽然从政策上始终强调实行基层首诊的就医秩序，但是在实际工作中，二级、三级医院的虹吸效应太强，基层医疗机构医务人员的能力素质较为薄弱，技术水平较为有限，居民对基层首诊的认识度较低，导致基层首诊刚性不足。居民并没有形成良好的就医习惯，就诊的随意性较强，仅靠自愿的分级诊疗方式，难以形成规范、有序的分级诊疗模式。

（二）基层分级诊疗业务管理不到位

一是分级诊疗试点病种范围尚未确立。按照文件要求，各区（市）应确定分级诊疗的病种范围，建立分级诊疗指南。而卫生健康行政部门开展的工作以划片建立医共体为主，未制定病种范围和指南。深层原因是城市医院虹吸县级医院的患者，迫使县级医院虹吸乡镇卫生院的患者，即使制定了病种范围和指南也难以实施。而且2022年国家出台县域慢性疾病分级诊疗技术方案，尚未来得及贯彻落实。二是上、下级医疗机构使用药物不一致。二级、三级医疗机构对基本药物的使用率较低。缺乏鼓励医院使用基本药物的激励机制以及医保对基层确需使用非基本药物的保障政策。患者在医院就诊时使用非基本药物而在基层使用基本药物的矛盾导致上、下级医疗机构难以联动。

（三）基层服务量仍处于流失状态

从基层服务量占比来看，2015—2020年青岛市总诊疗人次数和基层总诊疗人次总体呈增长趋势（图5-4），增长率分别为28.7%和39.8%。基层总诊疗人次在总

---

① 王晴，邱五七，毛阿燕，等. 我国二级以上公立医院公共卫生职能相关政策分析［J］. 中国医院，2019，23（7）：21-26.

诊疗人次数中占比由2015年51.87%增加到2020年56.35%，见图5-5。但具体从各区（市）情况来看，区（市）进展不平衡，平度市、莱西市2020年基层诊疗量占比较2015年分别下降5.2%和9.1%。2020年，有3个区（市）的基层服务量占比低于53.2%的全国平均水平，有5个区（市）达不到65%的目标要求，见表5-2。

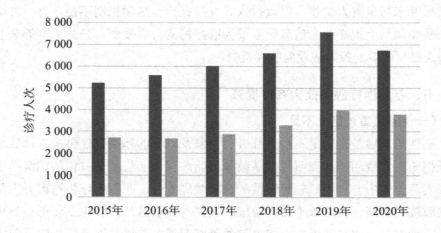

图5-4　2015—2020年青岛市诊疗人次

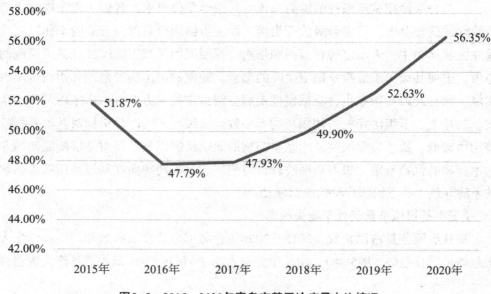

图5-5　2015—2020年青岛市基层诊疗量占比情况

表5-2 2015—2020年青岛市及各区（市）基层诊疗量及占比情况

	2015年		2016年		2017年		2018年		2019年		2020年	
	基层诊疗量/万人次	占辖区内诊疗量比例/%	基层诊疗量/万人次	占辖区内诊疗量比例/%	基层诊疗量/万人次	占辖区内诊疗量比例/%	基层诊疗量/万人次	占辖区内诊疗量比例/%	基层诊疗量/万人次	占辖区内诊疗量比例/%	基层诊疗量/万人次	占辖区内诊疗量比例/%
青岛市	2 712	51.9	2 666	47.8	2 872	47.9	3 287	49.9	3 975	52.6	3 793	56.4
市南区	142	20.0	146	19.4	144	18.3	158	18.7	189	19.6	173	21.7
市北区	342	31.0	342	29.5	349	26.5	381	27.1	706	38.7	635	41.6
李沧区	264	68.7	277	66.1	354	66.9	381	68.4	442	70.0	408	74.6
崂山区	203	92.1	222	62.9	223	90.0	255	90.6	290	90.6	248	90.2
黄岛区	469	66.3	438	60.2	489	60.3	627	64.2	847	69.0	815	71.0
城阳区	228	53.4	253	52.8	282	53.9	299	56.6	317	58.5	284	58.8
即墨区	311	61.0	317	58.9	331	57.7	393	60.6	435	61.9	400	64.3
胶州市	232	59.4	190	52.5	197	52.8	226	55.4	214	52.8	306	65.8
平度市	322	71.2	312	66.2	345	66.8	373	66.8	373	65.4	353	66.0
莱西市	199	61.1	169	53.7	158	49.5	194	51.6	162	44.7	171	52.0

（四）基层医疗服务缺乏黏性

基层服务主要靠签约服务增加黏性，但基层签约后面临服务不足和服务不到位并存的问题。

首先，基础设施配备不到位。社区卫生服务机构不足，市内三区有21个政府办的标准化社区卫生服务中心未配备到位。2020年，青岛市188家社区卫生服务中心和卫生院中，达到"优质服务基层行"推荐标准的2家的超声仪、呼吸机、全自动生化分析仪等设备配备亟须加强。乡镇（街道）卫生院（社区卫生服务中心）达到国家推荐标准率为10.7%，低于全省18.72%的平均水平。城市社区未配备床位，无法承接医院下转患者。2020年年底，基层医疗卫生机构床位数仅占全市总床位数的12.1%（图5-6）。2015—2020年，基层医疗卫生机构实有床位数逐年减少（从8 790张减少到7 797张），每千常住人口基层医疗卫生机构床位数从0.99张降至0.77张，与《山东省"十四五"医疗机构设置规划》中提到的每千人口基层医疗卫生机构床位数1.5张的目标还存在较大差距。

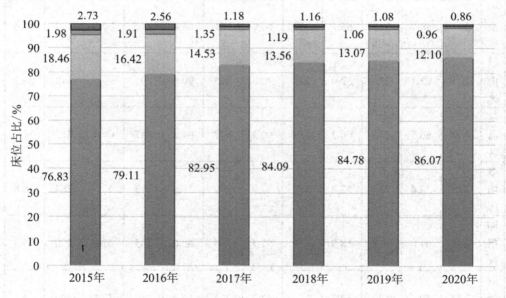

图5-6 2015—2020年青岛市各类医疗卫生机构床位占比变化

其次，基层医生工作任务重，无暇开展医疗服务、健康管理等。基层医疗机构中，医生占20%左右。因为基层医疗机构人员不足，全科医生要承担正常门诊、住院患者的诊疗、健康查体等工作，还有疫情防控任务，所以开展的团队服务以每月或每季度入村宣教和入户随访为主，缺乏重要的基本医疗、转诊预约和医防融合服务。招聘是解决人员紧张的方法，但基层招聘受到编制数量的限制，经济欠发达地区因收入和工作环境等不佳难以招聘到医生。

再次，全科医生的医疗水平不足。全科医生分为两类，即经过三年规培的全科医生和经过一年培训加注全科的专科医生。前者的综合水平稍高，但到基层工作后缺少专家引领，业务水平停滞不前。上级医院下派的专家虽然发挥一定的带教作用，但是下派专家的水平、下派时间不连贯等因素会影响全科医生的医疗水平的提高。基层医生通过自主学习提高业务水平的积极性不足。医生按照财政补助政策正常开展工作。财政给予医生基本工资保障，加上公共卫生经费、基本药物补助、部分业务收入作为绩效，医生有稳定的收入，缺乏学习积极性。

（五）基层医生缺乏提供服务的积极性

一是绩效管理制度影响医生的积极性。城市社区卫生服务中心实行收支两条线管理，即社区卫生服务机构的收入与提供的医疗服务相关性小，只要完成政府公共卫生任务就能得到政府拨款，同时提供医疗服务所得收益也需全部上缴财政，与医生的个人收入无关，导致医生缺乏主动性。二是居民健康结果未与医生激励挂钩。对医生的管理主要依靠考核，考核多为过程性考核和数量考核，而居民健康是长期受多种因素影响而形成的结果，难以与医生的短期行为建立因果关系，因此，医生更注重任务的完成，而不是居民健康，其工作也难以围绕居民健康展开。

六、公立医院高质量发展动力不足

（一）科学、有效的现代医院管理制度未完全建立

青岛市大部分公立医院还是依靠经验管理，管理不够精细，尚未建立起权责清晰、治理完善、管理科学、运行高效、监管有力的现代医院管理制度。无论是外部治理体系，还是医院内部管理制度，均不同程度地存在未理顺的现象，制约了医院的长远发展。各级医院对建立健全现代医院管理制度工作推进不平衡。有的医院表现在认识层面有误区，有的医院在执行层面上职责不清，工作进度滞后，实际效果与预期目标仍存在一定差距。总体上，省属医院优于市属医院，市属医院优于区属医院，区属主要综合医院优于一般医院，全市公立医院建立现代医院管理制度工作任重道远。

（二）投入不足导致财务运行压力较大

从政府投入占医院收入的比例来看，2019年，青岛市公立医院政府平均投入占总收入的比例（5.84%）低于全国平均水平（8.70%）与山东省公立医院平均水平（8.35%），见表5-3。其中，青岛市各级公立医院政府平均投入水平均低于全国与山东省各级公立医院政府平均投入水平，尤其是青岛市省级公立医院政府平均投入水平（1.44%）远低于全国省级公立医院政府平均投入水平（6.90%）与山东省的省级公立医院政府平均投入水平（4.56%）。很显然，青岛市对公立医院的财政投入明显不足，距离高质量发展目标（20%~30%）的差距较大。

表5-3　青岛市不同级别代表医院财政拨款收入占总收入的比例

医院级别	全国	山东省	青岛市
省级医院	6.90%	4.56%	1.44%
市级医院	8.30%	8.17%	6.95%
区县级医院	10.87%	9.77%	9.74%
各级医院平均水平	8.70%	8.35%	5.84%

在实行药品零加成、检查化验费用降低的背景下，医疗服务价格政策、医保政策、财政补助政策等没有及时到位，部分公立医院在基本建设、大型设备购置、重点学科发展、人才培养等方面，积累了许多债务，医院的长期债务负担较重。2020年，青岛市省属、市属与县级医院的资产负债率均高于全国的平均水平，财务运行压力较大。

（三）医疗收入结构需进一步调整

医疗服务收入是医务人员技术价值的体现，当前医疗服务收入并未充分体现医务人员的技术劳务价值。2019年，青岛市的医疗服务收入占医疗收入的29.73%，略高于全国水平，但低于高质量发展目标。在我国全面实行药品、医用耗材集中带量采购政策后，药品耗材收入的比例应有所下降，而青岛市药品耗材收入占医疗收入的比例仍较高，为44.30%，与高质量发展目标相差较大。技术服务收入占医疗收入的比例较低，为29.73%，与高质量发展目标的结构极并不相称，见表5-4。

表5-4　公立医院筹资情况

统计指标	高质量发展目标	2019年全国水平	2019年青岛市水平
医疗服务收入占医疗收入的比例	40%	28.50%	29.73%
技术服务收入占医疗收入的比例	60%	28.50%	29.73%

统计指标	高质量发展目标	2019年全国水平	2019年青岛市水平
药品耗材收入占医疗收入的比例	20%～30%	45.70%	44.30%
检查化验收入占医疗收入的比例	10%～20%	25.80%	25.97%

注：2019年全国水平为2019年国家绩效考核平台收集的二级及以上公立医院的平均数据。2019年青岛市水平为2019年青岛市二级及以上公立医院平均水平。高质量发展目标为到"十五五"期末实现目标。到"十四五"期末，力争将公立医院医疗服务收入占医疗收入的比例提高到40%左右。

（四）医务人员的付出与收入不成正比

根据2019年公立医院人员经费支出情况，青岛市公立医院人员经费支出占比（37.77%）高于全国公立医院的平均水平（35.10%）与山东省公立医院的平均水平（34.50%），见表5-5。尽管如此，相较于广东、江苏、江西、安徽等省提出的"人员经费支出占业务支出比例达到40%以上"的政策目标，及国外医院人力成本占比高于50%的情况，青岛市公立医院人员经费支出占比水平仍存在一定差距。具体来看，青岛市的省级公立医院人员经费支出占比（32.81%）略高于全国省级公立医院的平均水平（32.00%），但低于山东省的省级公立医院的平均水平（33.80%）；青岛市的市级与区县级公立医院人员经费支出占比均高于全国与山东省的市级与区县级公立医院的平均水平。

医务人员是卫生健康事业的主力军，医师培养周期长，投入大，职业风险高，职业责任大，应该有较高收入。青岛市现行人事薪酬制度中，绩效考核与服务数量和医疗收入挂钩，还未能完全充分体现医疗质量、医疗水平和健康结果，在提高公益性和积极性、体现技术劳务价值等方面导向仍不够。

表5-5 2019年公立医院人员经费支出占比

医院级别	全国	山东省	青岛市
省级医院	32.00%	33.80%	32.81%
市级医院	35.70%	34.80%	39.55%
区县级医院	37.54%	34.50%	41.35%
各级医院平均水平	35.10%	34.50%	37.77%

（五）医院信息化水平参差不齐

青岛市的医院网络信息建设更多集中在小系统的实现，缺乏整体性数据融合、集成，尚未实现数据在不同医疗机构间、不同医疗系统间的互联、互通、共享。医院信息化建设各自为政，重复投入，标准相互不统一，形成一个个信息孤岛。部分医院的信息化设备、软件老化严重，更新困难。在建设以电子病历为核心的医院信息化系统、以智慧医疗为核心的服务体系及以人工智能为主体的管理体系方面，部分公立医院缺乏统一的技术支持、资金扶持。青岛市在推进医院信息化建设过程中，存在人才缺乏、资金投入缺乏等问题。

七、医养结合服务需求与承载力不对称

（一）老龄化态势突出

随着经济水平的逐步提高、群众健康意识的整体增强、生活方式的全面改进以及人口老龄化的不断加速，广大群众对健康产品和服务的需求量急剧增长，医疗服务由单一的形式向疾病预防、健康促进、保健康复等多元服务加速转变。近年来，青岛市老龄人口呈现基数大、增速快、高龄化、失能化、空巢化的特点。截至2017年年底，青岛市60岁及以上老年人口达到177万人，占全市总人口的22%，人口老龄化程度不断加深。一方面，老年人的生活护理需求与医疗健康需求叠加，医养健康领域消费需求旺盛。另一方面，医养健康产业尚处在起步阶段，优质资源缺乏，医养结合覆盖面窄，专业人员不多，供给能力相对不足，难以满足老年人不同层次的健康养老服务需求。社会保障制度不断完善，医疗保险事业快速发展，必将进一步激发医养健康市场需求。

（二）标准相对滞后

国务院《关于加快发展养老服务业的若干意见》（国发〔2013〕35号）发布后的很长时间内，鲜有关于医养结合发展或建设标准的规范性文件出台。直到2019年后，《医养结合机构服务指南（试行）》（国卫办老龄发〔2019〕24号）、《医养结合机构管理指南（试行）》（国卫办老龄发〔2020〕15号）、《医疗卫生机构与养老服务机构签约合作服务指南（试行）》（国卫办老龄发〔2020〕23号）等文件陆续发布，我国医养结合工作才正式走上规范化、标准化轨道。山东省早在2015年就制定了《医疗养老结合基本服务规范》，对不同类型医养结合模式的配置标准、服务项目、服务要求做了具体规定，但是对一些关键问题的界定依然比较模糊。比如，关于"医疗机构增设养老机构"，提出应根据老年人日常住养和住院两种不同的需求，明确管理路径和信息管理系统，确保在医养转换时准确切换信息和及时调整管理路径，但是缺乏明确的切换标准和监督制约机制，各地的具体操作不同，且容易因有道德风险而医养转换滞后。对医养转换相关的医保接续问

题也没有具体规定。在"社区居家养老与周边基层医疗卫生机构结合"的服务模式中，提出鼓励有条件的基层医疗卫生机构实施入户服务，但是由于没有与此相关的人员编制、财政补贴、执业医师管理等配套办法，该项政策的落实不尽如人意。各级各有关部门出台一系列推动医养健康产业发展的政策措施，但有的措施落实不到位，有的配套政策跟不上。资源配置不完善，政策叠加效应不够。

（三）人才支撑能力较弱

医养结合养老机构的服务对象是失能或半失能老人，对专业医务人员的数量和质量要求较高。近年来，青岛市通过举办职业技能竞赛等活动来提高护理人员的服务技能，护理职业学院也逐步增设老年服务与管理专业。但大部分养老机构工作人员的综合素质偏低，年龄老化现象严重。即使是年轻的护理人员，也存在专业技能不佳、经验不足、培训层次较低等现象。由于养老机构的工资待遇偏低，工作条件较差，职业声誉不高，正规专业培养的医生、护士大多不愿留在养老机构工作。因此，医养结合机构依然存在医疗专业人才引进困难、老年护理人员老化严重等问题。优质医疗卫生人才、老年护理人员、高层次科研人才、健康管理和健康咨询等复合型经营管理人才供需矛盾突出。由于产学研、成果转化平台建设滞后以及人才、技术不足等，医养健康产业新产品、新技术的研究开发与转化能力较弱。

（四）创新力度有待加强

部分社区日间照料中心的医养结合局限于与家庭医生签约，效果不尽如人意；没有充分发动老年人之间的互助合作，家庭互助养老+智能医养结合尚有较大发展空间；在智慧医养结合的社区规划审批、住宅标准建设、智慧医养服务宣传推广、财政保障方面需加大力度；需要进一步探索失智、有精神障碍老年人的医养照护问题，医养健康产业发展布局与各类医养结合模式深度融合问题。

第二节　整合型医疗卫生服务支撑体系的问题

一、医保基金的战略性购买需要进一步深化改革

（一）医保基金的可持续性面临挑战

医保基金可持续发展是医保实施战略购买的基础，青岛市医保制度实行城乡

统筹后，城乡居民的医保待遇得到切实保障和提高，但随之产生了居民医保需求释放与筹资相对不足的矛盾。同时，受老龄化加剧、医疗服务价格调增、对医疗机构控费压力传导不够、分级诊疗体系不健全、医药卫生体制改革不到位等因素叠加影响，居民医保基金收支压力不断加大，2021年，城乡居民医保收入45.73亿元，支出46.14亿元，处于收不抵支的医保发展困境。青岛市居民医保筹资标准已经是全省最高的，个人负担和财政压力都较大，再大幅度提高筹资标准的空间越来越小，该问题是居民医保可持续发展的主要矛盾。

（二）医疗保障制度改革协同联动机制不充分

医疗保险是涉及多主体、多环节的一项系统性工程，既有医疗保险机构、卫生行政机构、医疗机构、医药企业和社会大众等参与主体，又包括管理服务体制、医疗服务体系、药品采购流程等多方面。但在改革推进过程中，各主体往往各自为政，就"医保"而谈"医保"，就"医药"而谈"医药"，缺乏系统主体间的联动，忽视了医疗保障与服务、药品流通与采购等方面的联动改革，影响和制约了改革的整体效应。在国家推进药品集中带量采购、实施药品耗材"零差价"、实行医保支付限价等政策的趋势下，如何更好地发挥对各方利益的平衡协调作用，推动医、患、保三方协同发展？如何进一步深化支付方式改革，通过实施DRG付费，撬动医疗资源配置，更好地推动分级诊疗体系建设？如何发挥适度超前、引领预期作用，推动保障范围从疾病保障向健康保障转型，控制住院费用不合理增长？如何界定好医疗机构、公共卫生机构在医防融合式服务提供上的职能，做到全生命周期的预防、治疗、康复、护理等服务有效衔接与融合？以上问题若没有得到科学的解决，将会影响医保基金战略性购买的推进，更会影响医疗保障制度的纵深发展。

（三）医保经办能力和治理模式不能满足改革发展要求

一是管办一体的医保主体结构制约医保基金战略性购买的发展。从医保基金管理实践来看，医保行政部门和医保经办机构是医保管理的主体，各级医疗保障局作为医保管理行政部门，是战略购买的决策者，而经办机构负责战略购买决策的执行。然而，受管办一体问题的影响，经办机构的独立性不足，经办机构内部也缺乏有效的经济激励，在医保基金战略性购买的决策中主动性作用发挥欠缺。二是医疗保险部门广泛存在着人力不足的问题。据有关统计，全国经办机构工作人员编制数与参保人数配置比在1∶1.33万左右[①]。青岛市面对多家医疗机构的监管任务要求和913万参保群众的服务保障诉求，医保部门编制少、专业人员不足的现实矛盾尤为突出，而医保领域欺诈骗保行为的专业性、隐蔽性强，查处难度大，监管力量明显不足，经办服务和管理面临的压力较大。三是信息化技术水平有待提高。对于人工智能、大数据等信息化技术手段还没有充分利用，群众的医保服务体验还有提升空间。

二、卫生健康人才质量需要进一步提升

（一）卫生健康人才总量不足

"十三五"期间，全国卫生人员年均增长4.8%，而青岛市卫生人员年均增长1.07%。卫生健康人才的配备与经济社会总体发展目标悬殊，成为青岛市医疗卫生资源配备的最大短板。特别是基层卫生健康人才不足，需要花大力气予以弥补。从山东省范围来看，青岛市卫生健康人才总数相对较多，但是与社会经济发展水平较高的城市相比还有一定的差距，相较于发达国家的水平差距也很大。以每千人口拥有卫生技术人员数量为例，2020年，青岛市每千人口执业（助理）医师数、每千人口注册护士数分别为3.94人、4.25人，省内落后于济南市（4.37人、4.97人），与国内先进城市相比，高于上海（3.31人，4.15人），落后于北京（5.42人、6.16人）、杭州（4.28人，4.90人）等城市。

医学类高校是医疗卫生人才的主要来源。青岛市能为医疗卫生机构输送人才的有青岛大学这一所高校和青岛卫生学校、青岛第二卫生学校这两所中等职业技术学校，医疗卫生人才承载能力有限，急需引进医药类高等院校或科研院所，增加人才培养输出源泉。

从青岛市直属医疗卫生机构来看，随着人口的增加、疾病谱的变化以及群众对健康的需求的增加，医院的规模、科室的设置、队伍结构发生很大变化，医疗用房、设施设备、床位数量等硬件设施的份额也大幅度增加。许多医疗机构建立了省、市级重点特色专业和科室。现代化医疗设备和技术的使用也增加了。突发公共卫生事件医疗救治体系建设、社区卫生服务、医疗保险等工作任务明显增多，与青岛市的卫生健康事业发展形势相比，现有人才规模难以满足需求。

从基层卫生机构来看，全科医生缺口较大，家庭医生团队整体服务能力不

---

① 王延中，龙玉其.中国医疗保障制度改革的回顾、挑战与展望［J］.北华大学学报（社会科学版），2022，23（1）：77-85，2，153.

足。全科医生是家庭医生团队的核心和骨干。虽然青岛市出台了一系列支持基层卫生健康人才发展的政策，但是全科医生队伍仍存在数量不足、专业机构欠合理、专业技术能力不高等问题。截至2020年，青岛市每万人口全科医生达到了2.58人，但是注册执业的全科医生仅占执业（助理）医师的8.6%，相比于发达国家的30%~60%差距仍然较大。一些家庭医生团队包括一名专科医生、一名家庭医生、一名公共卫生医师、一名护士，但对应的服务人口约为2 000人。除了在医疗卫生机构开展临床诊治等工作外，家庭医生团队还需要参与公共卫生、疫情防控等工作。

（二）高层次人才匮乏

医生的资历与其业务水平密切相关，学历水平是反映医生资历简单、直观的指标之一。2020年，青岛市具有高学历的卫生健康人才多分布于三级医院，三级医院中具有本科及以上学历的卫生健康人才占比达到60.66%，而二级医院的这项数据为36.62%（表5-6）。在二级医院和基层医疗卫生机构中，具有本科、大专和中专及中技学历人员占比较大。基层医疗机构更迫切需要的是学历和技术适宜的应用型全科医师，但是医疗卫生人才培养注重医疗卫生人员向专科方向发展，这种供需不一致的情况是影响基层医疗机构人员质量的原因之一。一些基层医疗机构由于医生的学历水平和执业资格等，仅能提供基本的常见病和多发病的诊疗，业务能力难以满足群众日益增长的、多样化的健康服务需求。

表5-6 2020年青岛市医院及基层医疗卫生机构人员学历占比情况

学历	三级医院/%	二级医院/%	社区卫生服务中心（站）/%	乡镇卫生院/%
研究生	20.45	3.67	2.68	0.65
本科	40.21	32.95	29.32	35.72
大专	31.57	43.58	49.96	41.42
中专及中技	6.32	16.46	16.33	18.01
技校	0.07	0.13	0.05	0.15
高中及以下	1.39	3.21	1.67	4.04

注：数据来源于国家卫生统计信息网络直报信息系统月报。

（三）人才结构总体不均衡

人才结构表现出不均衡的状态，一是医护比例不平衡。青岛市医护比例为1:0.9，而发达国家的医护比例为1:2。二是城乡人才总量不平衡，城市卫生健康人才数量比较充足，而农村相对不足。2015年到2020年，乡村医生逐年减少（从7 949人降至5 878人），部分地区乡村医生队伍面临青黄不接的问题。农村地区每千人口卫生技术人员数仅为城市的39.4%，每千人口执业（助理）医师数仅为城市的42.3%。并且农村的医疗卫生健康设备及环境与城市相比较差，缺少培养人才的基础设施，基层医务人员"引不进、留不住"的情况普遍存在。三是公共卫生健康领域的一部分学科和尖端医学研究人才不足，传统专业人才过剩，无法满足现代化信息化医疗卫生健康服务的需求。四是年龄结构不合理，学科带头人、创新人才、领军人才、高层次人才的年龄稍大，年轻的卫生健康人才成长速度不够快。五是职称结构分布不合理，高级职称和高学历人员的比例较小，仅占16%，初级及以下人员比例过高，达51%。

（四）人才待遇相对偏低

人次待遇相对偏低主要表现在薪酬水平缺乏竞争性。青岛市卫生健康人才的薪酬水平与山东省其他城市、南方同类城市卫生健康人才的薪酬水平相比差距明显，据了解，青岛市医疗机构的医务人员绩效工资核定水平与南京、无锡、嘉兴等城市相差很大。待遇公平性体现不充分，现有政策规定，只有市级及市级以上高层次人才享有额外的补贴及待遇，达不到这个标准的业务骨干、负责人则不能享受。此外，青岛市的高房价、高物价等因素间接导致卫生健康人才待遇偏低。

三、医疗信息资源统筹和整合利用不足

（一）"互联网+医疗健康"产业生态不完善

如果说工业互联网是面向新兴工业制造体系和生产服务体系的生态，"互联网+医疗健康"便是面向人民群众医疗服务体系和智慧医疗健康产业的生态。对比上海、宁波、杭州、厦门等"互联网+医疗健康"建设第一梯队的城市而言，青岛市并没有形成良好的"互联网+医疗健康"产业生态体系。一是缺少像阿里巴巴、腾讯、东华、卫宁健康、易联众等的本土企业，虽然有部分企业涉及"互联网+医疗健康"业务，但是没有一家企业排名进入全国前十名，无法发挥带头引领作用。二是对本地企业的发展缺乏包容度。本地企业在与企业的竞争中，往往在功能丰富度、上线时间、产品价格方面不具备优势，迫于完成时限、功能需求等方面的压力，部门、医疗卫生机构、专业机构只能向国内成熟企业进行采购，是在原有产品功能上进行二次开发，没有经过针对青岛城市定位、发展设计与规划，既无法扶持本土企业成长，又不能持续促进青岛市"互联网+医疗健康"建设，无法形成青岛市自有的"互联网+医疗健康"产业生态体系。

（二）配套政策需要进一步细化完善

工业互联网及"互联网+医疗健康"的发展离不开人工智能及大数据技术的深入应用。人工智能及大数据技术的发展和应用需要以海量数据为驱动力。但是在政策层面，合理利用数据的法律和规章制度比较模糊。以医疗健康大数据为例，国家卫生健康委印发了《国家健康医疗大数据标准、安全和服务管理办法（试行）》，明确了医疗健康大数据的大方针、大原则，但是对于医疗健康大数据的确权及脱敏标准却没有提及。尽管青岛市积聚了一定数量的医疗健康数据，但是如何在合法合规的前提下将这些数据用于支撑人工智能、大数据的发展无章可循，需要突破。

（三）平台协同支撑效能不强

一是在技术方面支撑不足。青岛市级全民健康信息平台始建于2011年，虽然进行了部分优化与完善，但是平台整体技术水平仍较为落后，无法支撑体量日益庞大的医疗健康业务协同，也不能为人工智能、大数据、物联网等新型技术的深入应用和发展提供动力。二是在发展方面支撑不足。政府、医院、高校、科研院所、各"互联网+医疗健康"企业没有统一、规范的合作机制和专门的合作平台。项目之间的联系过少，项目之间的信息不互通，需求不互通，过程不互通，结果不互通。此外，资金、人才、项目、技术等资源要素也缺乏平台支撑，资源与资源值之间不能发生互动耦合，无法形成发展合力。

第三节　对整合型医疗卫生服务体系中问题原因的分析

一、整合型医疗卫生服务体系系统性不强

（一）政策效果需要长期监测评估

医改是一项系统性、联动性、整体性的改革。青岛市深化医改、分级诊疗制度建设等工作经过几年的推进，已取得阶段性成效。但整合型医疗卫生服务体系建设涉及面广，政策性强，具有长期性和复杂性，不可能一蹴而就，在推进过程中必须确保医患利益与政策目标一致。根据文献和案例分析，深化医改、构建整合型医疗卫生服务体系的路径其实已经较为清晰，启动阶段的主要任务：一是深化改革，创新体制机制，着手构建整合型医疗卫生服务体系；二是加快发展，加

强基层人力资源配置，提高基层医疗卫生服务水平，做到"县要强、乡要活、村要稳、上下联、信息通"；三是发展"互联网+医疗健康"，建立有力的信息化支撑；四是发挥基层医疗机构网底作用，做实、做细家庭医生签约服务。无论何种任务，单靠一个部门都难以完成，需要政府下决心、统筹推进、加强评价、考核监督。需建立一线反馈机制。一线医疗卫生机构是改革实施、支持和推广的基石。医院、社区卫生服务中心或乡镇卫生院，都必须通过不断学习、不断掌握政策、不断解决问题、不断因地制宜地调整来加速改革的成功实施。

国际、国内经验均表明，医改是长期的过程，而且需要不断动态调整。任何地方都不能确保政策措施永远适合当地情况，并且"适合"本身视情况而定，因时间而异。政策措施的执行需要长期建册、系统评估。"三方五家"（世界银行，世界卫生组织和中国财政部、原国家卫生计生委、人力资源和社会保障部）报告对全国范围内推行以人为本的医疗卫生服务模式提出了粗略时间预计，认为以人为本的医疗卫生服务模式的实施和推广大概需要5年时间，而加强人力资源需要6～8年的时间，而成本控制、改善健康结果等改革措施的影响可能要等到实施5年后才能显现出来。截至2022年，青岛市无论是紧密型县域医共体建设还是基层等卫生健康人才激励政策的实施时间多短于5年，真正体现政策效果需要长时间的政策落实和监测评价。

（二）改革面临政策和制度层面的困境

青岛市医疗卫生服务体系面临的问题与挑战在全国范围内存在共性。医疗卫生服务供给侧长期结构性失衡的问题没有得到足够的重视，相关深层次体制机制改革不到位。基层医疗卫生机构（尤其是农村基层医疗卫生机构）的薄弱问题涉及人才队伍建设和居民信任建设等，需要各级政府持续的政治资源和财务资源投入。但出于决策权、财政空间的限制及对短期政绩的追求，一些地方更热衷于建设大规模的三甲医院，加剧了供给侧的结构性失衡，出现了以医院为重点的医疗卫生服务体系发展结构的路径依赖。基本公共卫生服务均等化的监督和评价中过于关注过程性指标，结果性指标缺乏，导致部分工作流于形式。公立医院支付制度改革和治理制度改革还未完成。

（三）系统性组织结构和体制机制障碍未被破除

青岛市近年来医疗卫生服务体系所涉及的主要制度存在不同程度的政策间缺乏协调的问题。政府作为各类医疗卫生服务的购买者的角色间不能形成合力，基本公共卫生服务均等化项目与医保的支付制度之间存在制度割裂。医疗卫生服务体系以居民健康需求为导向进行整合，要求人才队伍发生深刻变化，不仅需要大量高水平的卫生健康人才投入基层和一些重点临床学科，还需要一批掌握整体化服务训练的专业人员，更需要一支以患者和居民健康为主要追求的高水平医疗卫生队伍。而人力资源政策包括人才培养和使用的协调，涉及教育、人力资源、卫生健康行政部门等多个职能部门，缺乏协调直接影响政策效果。

（四）体系改革与发展需要明确的整合措施价值引导

构建整合型医疗卫生服务体系，必须首先明确关于"为什么整合""以什么为中心进行整合""如何跨越整合障碍"的决策思路。各地经验显示，明确的改革路径是推动医疗卫生服务体系整合的必要条件。居民的主要健康需要应成为医疗卫生服务体系资源配置和结构调整的指挥棒。各级各类专业公共卫生机构在应对以慢病为主的疾病谱转变时需要明确的职能定位，需要为地方政府制定跨部门的卫生政策，为管理医疗卫生服务提供有力的决策支持，为各级各类医疗卫生服务提供者提供有效的技术指导。尽管2016年全国卫生与健康大会确立了以基层为重点的卫生与健康工作方针，在实际的改革与发展过程中，由于优质资源集中在医院，以医院为中心整合的情况非常普遍，而且缺乏向"以基层为重点"过渡的安排。一些基层医疗卫生机构出现了基层以公共卫生服务为主、医院以治疗服务为主的错误观念。卫生人员在提供居民健康需要为导向的服务中缺乏充分的意愿和支持。

（五）政府权力让渡对行政部门履职提出挑战

中国人民大学卫生政策与研究评价中心长期以来跟踪研究我国医改政策并开展效果评价。王俊团队[①]结合我国各地医改经验提出，无论根据经济发展水平、医疗卫生资源密集程度、筹资水平选择何种整合模式，政府权力的高让渡程度是构建高整合程度医疗卫生服务体系的必要条件，见表5-7。如果没有政府权力的高水平让渡，就难以实现医疗卫生系统的权责关系、激励方式和服务模式的改革。

表5-7 医疗卫生服务体系整合后权限变化

维度	责任与权力内容	整合前责权主体	整合后责权主体	
			权力让渡水平高	权力让渡水平低
人力资源	编制管理	地区卫健部门	医联体或医共体集团	地区卫健部门
	人员招聘、流动	地区卫健部门	医联体或医共体集团	医联体或医共体集团

① 王俊，王雪瑶. 中国整合型医疗卫生服务体系研究：政策演变与理论机制［J］. 公共管理学报，2021，18（3）：152-167，176.

维度	责任与权力内容	整合前责权主体	整合后责权主体	
			权力让渡水平高	权力让渡水平低
发展经费	医保经费	由地区医保部门进行管理、考核、监督	由医联体或医共体集团进行管理，地区医保局主要对医保经费的使用进行考核、监督	由地区医保部门进行管理
发展经费	财政投入（包括基本公共卫生服务经费）	由地区卫健部门进行管理、考核、监督	由医联体或医共体集团进行管理；地区卫健部门主要对经费的使用进行考核、监督	由地区卫健部门进行管理、考核、监督
组织管理	基层医疗机构的领导任免、成员单位的发展计划、服务规范等	地区卫健部门	地区卫健部门、医联体或医共体集团	以地区卫健部门为主，医联体或医共体集团主要在服务供给方面有所协同

由此可以看出，青岛市紧密型县域医共体等高整合程度的服务体系变革，对卫生行政部门履职方式的转变提出了新的要求。人力资源、发展经费、组织管理权限的让渡是紧密型医共体真正取得效果的必要条件，要求卫生行政部门充分下放权限，让医共体拥有最大的自主权，尤其是人、财、物的管理自主权。组织管理方式亦需要进一步变革，由简单的行政命令，变为制定目标、任务以及开展考核评估，形成"确定任务书—组织实施—监管考核"的闭环结构，减少对医共体内部事务的过多干预，让医共体依法自主管理和自我发展。卫生、医保、财政等部门主要进行考核、监督，并将考核结果与财政补助、医保支付和干部使用等挂钩。

二、分级诊疗制度不健全

（一）诊疗服务体系尚不完善

1. 医院扩张和虹吸破坏了医疗服务体系的连续性

医院（特别是城市医院和县域龙头医院）不断地无序扩张导致虹吸医生、患者和医保资金，这是分级诊疗制度尚未建成的重要原因。医院建设陷入"尽量多收治患者以促进医院发展—发展空间不足—扩建和新建医院—尽量多收治患者以实现收支平衡—尽量多收治患者以促进医院发展—发展空间不足—扩建和新建医院"的扩张循环。医院启用新院区后，一方面，为招聘医务人员而虹吸下级医疗机构的业务骨干；另一方面，为了实现收支平衡和增加医务人员收入，积极收治患者，虹吸了大量下级医院收治的患者。每次新建医院投入使用就会对下级医院的医生以及患者进行虹吸。这导致下级医疗机构既没有病源又没有能力开展双向转诊。新冠肺炎疫情期间患者减少，全市医院的病床使用率为60%，较发生疫情前降低17%，医院留住患者的主动性更强，更难实现双向转诊。

医院扩张的原因可以概括为有机会、有政策、有市场、有动力、有压力。具体原因如下：一是人民群众收入提高，有就医需求，使医院扩张。人民群众收入增长较快，生活富裕后对健康的需求增长迅速，就诊的收入弹性大，即收入增加的大部分用来看病就医。原有的医院条件和技术水平难以满足其需求。而新建和扩建医院，在满足患者就医需求的同时，可以吸引到更多、水平更高的医生，也可以购置更精尖的设备，进而满足患者对医疗技术的需求。二是政府重视基础设施建设使医院有机会扩张。改革开放以来我国经济保持高速发展，从中央到地方提倡、积极发展基础设施建设，医院也作为投资对象，特别是2000年后国家重视民生领域，新建和扩建医院迅速。地方政府有扩建和新建医院的动力和压力。我们在调研中发现，城市医院和各区（市）的县级医院都在进行新建和改扩建，根据规划，"十四五"期间青岛市将增加床位2万张（"十三五"期间增加了1.6万张）。地方政府通过医院改扩建既可增加投资，又可改善居民就医环境，同时作为招商引资的配套措施，可以增加招商引资竞争力。三是政府因财力保障不足给予医院自主发展的政策。改革开放以后，为了提高公立医院运营效率，政府给予医院更多的自主经营权，这使得医院利用规模效应不断扩张。市场经济转型时政府减少医院补助的同时允许医院通过接诊患者获得收益，以维持医院正常运行，促进医院发展。尽管新医改以来政府加大对医院的补助力度、取消药品加成等，但因为无法承担医院发展的主要资金支持，所以并未取消医院营收的生存和发展模式。四是市场竞争下医院有扩张的压力和动力。医院通过改善就医环境，增强对患者的吸引力和与周边医院的竞争力，由此形成扩建和新建竞赛。扩张缓慢的医院将失去病源，也将降低在医保谈判、争取支持政策等方面的话语权，这在一定程度上增加了医院扩张的动力。医院管理者也有扩张的动力，增长快速的医院的院长会得到职工更高的认可度，在个人职业发展中也会得到更多的机会。新冠肺炎疫情暴发以来，国家卫生健康委提出优质医疗资源扩容，进一步刺激了医院建设。

2. 县级医院缺少提升服务能力的政策支持

根据功能定位，二级医院以常见病、多发病专科诊疗为主，只有提供与城市医院同质化的医疗服务才能使患者主动留在县域内。近年来，尽管大多数县级医院有了明显发展，但是与群众的预期还有较大差距。主要原因如下：一是城市医院的扩张虹吸患者、优秀的医生以及医保资金，使县级医院难以快速发展和提高。特别是部分城市医院扩张到县域内，如青岛大学附属医院黄岛院区和平度院区、齐鲁医院蓝谷院区。在调研中西海岸新区中医医院妇科主任提到，在青岛大学附属医院黄岛院区启用前，西海岸新区中医医院妇科每年开展100余例较复杂的手术，后来患者流向青岛大学附属医院，此类手术量逐渐减少，现在基本已经不开展此类手术。患者减少也使医生的技术逐渐生疏，科室的科学发展处于停滞状态。二是医保取消就诊地域限制，患者可以在全市甚至全国自由流动。三是政府办医责任落实不到位，投入不够。部分县级医院基础设施陈旧老化，患者的就诊环境较差。此外，受新冠肺炎疫情影响，医院收入下降明显，在保障正常支出后可用于发展的资金较少。

3. 基层医疗机构服务能力不强

一是财政政策支持与强基层的目标不匹配。总体而言，近年来政府的卫生投入较往年虽然明显加大，但还是不足，各级财政补助一般只占医院收入的5%～10%。此外，投入重点放在基础设施建设上，而对人员经费、学科建设、人才引进的投入偏少，特别是财政有困难的区（市）更是如此，仅对工资进行部分保障，不同区（市）财政给予70%～90%的保障，难以吸引医生到基层工作。除了收入，职业发展也是医生非常看重的因素之一，当基层难以提供城市医院的职业发展时，需要用更多的收入进行替代才能吸引医生到基层。这方面做得还远不够。我们此次调研发现，西海岸新区做得相对较好，为健共体内下派人员按照每人每月1万元的标准补助（发给牵头单位）。二是基层医生服务能力弱，缺乏积极性。基层人员招聘困难，特别是经济欠发达的乡镇公共服务提供不到位，医生收入低，职业发展受限，即使采用市（县）管镇用、市（县）镇村一体化等模式，仍然很难招聘到人才。究其原因在于绩效考核机制缺乏实效，未充分调动医生围绕医疗效果和健康产出提供服务的积极性，医生满足于现状，也缺乏业务学习的积极性。卫生院和卫生室人员紧张、工作繁忙，医生将主要精力用于应付日常工作，较少接受系统、全面的培训。医共体牵头医院负责多个乡镇，人员有限，下派的医生与乡镇卫生院的需求不匹配。

（二）"上转无序、下转不畅"的转诊现状尚未改变

1. 缺乏有力的激励和约束机制

分级诊疗的适应病种、技术方案、操作规程等缺失，使各级医疗机构缺乏

执行的依据和硬约束。支付制度也存在以下有待优化的方面：规范患者就医秩序的作用未有效发挥。近年来，患者为获得更优质的医疗服务，纷纷到上级医院就诊，县域外就诊率达40%。医保部门为给患者提供更加便捷的就医服务，逐步放开异地就医报销政策，从之前的跨市审批变为目前的跨省备案。患者就医需求得到满足的同时，无序就医凸显出来。

2. 信息化水平和分级诊疗的需求间不匹配

城市医院和县级医院的信息系统主要由医院自筹经费，自主招标建设，基层医疗卫生机构则由区（市）统一建设，导致转诊时不同系统间难以实现数据交互。系统对接需要资金投入、信息公司间的配合等，而上级医院缺乏系统对接的积极性。在转诊时，多采用电话、微信等方式。

3. 医院用药规范与基本药物政策不协调

按照文件要求，针对冠心病、糖尿病等常见病、多发病患者，二级、三级医院也应尽量使用基本药物，这样才能实现上下协同。但医院不能从使用基本药物中获得收益，对医院的绩效考核也缺乏相应的激励机制，因此，医院使用基本药物的积极性不高。另外，对于无法使用基本药物的特殊患者，基层若使用非基本药物会占用基层的医保额度，所以基层也缺乏使用非基本药物的积极性。由此，上下级医疗机构难以协同。

（三）上下联动机制尚未取得显著效果

根据国家文件和深圳等地的经验，上下联动主要通过医共体实现。青岛市医共体建设进展缓慢，导致上下联动成效不明显。

1. 基层运行保障机制有待完善

我们在调研中发现，平度市、莱西市、即墨区、胶州市等区（市）的部分乡镇卫生院存在债务问题：有的区（市）以历史性债务为主，往年自筹资金建设房屋、购买设备等；有的区（市）则受新冠肺炎疫情影响明显，出现收不抵支的情况。在区（市）推进县域医共体建设时，牵头医院考虑到历史债务问题，不愿进行法人更换，进而导致难以实现资产统一管理。

2. 编制和人事政策不协同

医共体牵头医院与卫生院的人事编制政策不一致，难以实现人员统一管理。一是实行两种编制政策。经过新一轮医改，公立医院采用编制备案制，而基层医疗机构依旧采用原有的编制管理，在人员调动和管理上有政策障碍。二是医院和卫生院虽然建立医共体，但是在编办管理时仍然属于两个机构，不能混用编制。三是人员补助不同。虽然各区（市）略有不同（例如，平度市为75%，即墨区为85%，西海岸新区为90%），但是保障了人员的大部分收入。而财政对医院仅补助基本保险，医院主要靠自身创收，这对于建立统一的绩效管理体系较有挑战性。

3. 区（市）卫生健康部门管理思路和管理方式转变不到位

区（市）卫生健康部门习惯于过去对基层卫生院人、财、物统管的模式，未建立起对医共体综合监管的模式，依旧采取既往的管理模式，而且对于推进医共体建设的监管和追责机制欠缺。我们在调研中发现，同一个区（市），有同样的文件依据，面临相同的问题，有的紧密型医共体建设效果明显，"六统一"推进迅速，而有的牵头医院采取观望态度，等待有关政策进一步明确和优化。行政部门监管措施不到位，使得医共体建设缺乏外部压力。此外，基层医疗机构技术水平低，需要投入大量设备、人员培训、专家下沉和带教等。牵头医院受新冠肺炎疫情影响，人员紧张且效益下降，缺少人员和资金。

第六章
整合型医疗卫生服务体系的实现路径

第一节　构建优质高效的整合型医疗卫生服务体系

整合型医疗卫生服务体系建设的总体目标是到2035年，医疗卫生服务体系、服务水平和居民健康水平指标达到国内城市领先水平。卫生健康领域整体向高质量发展快速迈进，部分领域实现国内一流的突破。构建现代医院管理制度，创新医院运营和内部管理机制，推动医疗卫生发展方式转向更加注重内涵式发展，促进公立医院高质量发展。加强服务体系和功能的纵向和横向整合，建立以人为本的整合型、连续性服务协同机制，发挥各级医疗机构优势，因地制宜构建多种形式的联合体，为群众提供预防、保健、治疗、护理、康复、安宁疗护等全方位、全周期的医疗卫生服务。构建与整合型服务模式相适应的投入和配置方式，建立促进优质资源下沉、引导居民就近就医、使基层医疗卫生机构有活力的激励相融机制。资源布局更为均衡，结构更为科学，各级各类资源整合与协同加强，服务体系整体效能有效提高，基本建成功能完善、区域一体、服务协同、富有韧性的整合型、智慧化医疗卫生服务体系，使人民群众健康水平和满意度持续提升，更好地实现人人享有全方位、全周期健康服务，有力支撑健康青岛建设和经济社会发展需求。

一、加强医疗卫生资源统筹配置

（一）全力推进优质医疗资源扩容

一是推进高水平医疗机构扩容。未来5～10年，充分利用现有医疗服务体系，发挥好青岛大学医学院、康复大学等医学院校的辐射带动作用，建成3～5个国家区域医疗中心、医学中心分中心和省级区域医疗中心，打造辐射胶东半岛高水平区域医疗中心，包括综合类别和专科类别。打造若干医教研产一体化的高水平研究型医院，实现高质量诊疗、高效能运营、高水平服务目标，力争实现骨科、创伤等专业类别国家区域医疗中心零的突破。推进医疗卫生重点项目建设。加快推进山东大学齐鲁医院（青岛）二期、青岛市公共卫生临床中心等新建项目的建设，推进优质医疗资源扩容，对青岛市市立医院本部、青岛市中医医院等老院区的基础设施升级改造。力争"十四五"时期三级医院达到35家，确保各区（市）三级医院全覆盖。二是提升县级医院专（学）科发展水平。加强各级医院重点学科专科建设的规划引导，加快实现错位发展，以"区（市）有特色、医院有名科"带动整体诊疗能力和水平提升。扶持重点专科，提升医院科室能力，重点加强急诊急救、重症监护、手术室、妇产科、儿科等科室医疗设备条件。从临床的薄弱专科、核心专科、支撑专科、优势专科等方面加强临床重点专科建设，配备适宜的设备，使县级医院病种覆盖面更广。做实、做强县医院检查检验、病理诊断、消毒供应等服务中心和胸痛、卒中、危重孕产妇抢救等重点疾病临床诊疗中心，带动县域医疗水平整体提升。

（二）促进医疗资源均衡布局

一是优化市属医院布局，突出专科特色打造。对市级医疗资源进行重新规划重组，要对水平不高、发挥不了技术引领和行业龙头作用的机构采取转型、升级、重组等方式加以改造。依托市级医疗资源，根据各医院特点打造一批国内一流、省内领先、专业特色明显的医疗机构，避免低层次重复竞争。二是促进医疗资源均衡布局。从市级层面统筹规划省、市、县公立医院和基层医疗卫生机构，推进区域医疗中心和县医院能力建设，进行网格布局、均衡配置。应对城阳区、西海岸新区、即墨区、平度市、莱西市等资源配置薄弱的区（市）加大政府投入，积极推动资源扩容。实现各个区（市）内均覆盖高水平公立医院，促进优质医疗资源在各个区（市）间的均衡。三是优化县域医疗资源配置。县级医院是我国农村三级医疗卫生服务网络的龙头和城乡医疗卫生服务体系的纽带，是政府向县级区域内居民提供基本医疗卫生服务的重要载体。县级医院作为县域医共体牵头医院还面临提升自身能力和提升成员单位能力的双重发展任务，在加快分级诊疗体系建设中发挥基础性作用。应进一步围绕区域分开、城乡分开、上下分开和急慢分开的要求，优化资源配置，提高县域医疗能力和水平，发展区域医疗中心，通过"县级医院强"带动"县域综合实力强"，扩大薄弱领域服务资源，推动实现县域内基本医疗卫生服务均等化。符合条件的三级医院通过"一院多区"建设，加快优质医疗资源有序扩容和区域均衡布局。推动三区三市县级"六大中心"提质增效。进一步完善城市大医院与县域医共体牵头医院协作帮扶机制，逐一确定医共体牵头医院服务能力建设目标和重点专科建设计划，大力推进城市医院优质医疗资源下沉。

（三）提高县级医院服务能力

一是加强人才队伍建设，实现可持续发展。通过制定相关优惠政策、加大财政投入、开展对口协作等多种方式，引进培养优秀技术人员，加强县级医院人才队伍建设。进一步简化招聘方式，加强医共体牵头医院人才引进，积极探索医共体内人员双向流动机制。推动开展医师多点执业，在保证医院正常运行的前提下，鼓励医师流向其他医疗机构开展服务。建立完善人才培训、进修学习机制，推动医院整体医疗技术水平提升。二是加强精细化管理，推进内涵建设和发展。进一步推进临床路径管理，落实医疗管理核心制度，充分利用信息化管理手段，提高医院管理水平。

（四）推动中西结合

党的十八大以来，以习近平同志为核心的党中央把中医药工作摆在更加突出的位置。但是，中西医并重方针仍需全面落实，遵循中医药规律的治理体系亟待健全，中医药发展基础和人才建设还比较薄弱。要积极推进中西结合：一是在二级以上公立医疗机构全部建立中医药科室，将中医纳入多学科会诊体系，打造中西医协同发展的医疗卫生机构和科室，提升齐鲁中医药优势专科集群建设水平。二是以"方便看中医，放心用中医"为主题，提升基层中医药服务能力，发挥社区卫生服务中心、乡镇（街道）卫生院国医馆的作用，为居民提供方便、有效的中医服务，探索将中医服务融入家庭医生团队服务。三是加强中医药人才评价和激励，选拔培养中西医融会贯通的人才队伍。

二、完善城市医联体和县域医共体建设

（一）理顺医联体、紧密型医共体管理体制

紧密型医共体或医联体的建设并不仅仅是医疗机构之间的简单组合，还涉及财政、医保、价格、编制、薪酬、评价、监管等配套政策的调整，需要相关部门支持及"放权"，并明确监管责任，对医共体或医联体改革绩效实施联合考核，将考核结果与财政补助、医保支付和干部使用等挂钩。建议以紧密型医共体或医联体建设为核心抓手，赋予医共体或医联体统管区域卫生健康、统筹医疗和基本公共卫生、统抓城镇医疗卫生一体发展的责任和权力。具体来看，卫生健康部门应将医联体或医共体建设作为分级诊疗制度建设的核心，充分履行县域医共体或城市医联体的监管职责，充分下放权限，让医共体或医联体真正拥有人、财、物管

理自主权①；各县域医共体或城市医联体加快完善组织架构和管理制度，推动服务模式的重构和重组，在保持机构性质、法人地位等不变的基础上，充分行使医共体或医联体总体发展规划、重大基本建设、资源统筹调配、医保额度分配及医保资金结余分配等重大事项的决策和协调职能；并根据医疗资源、医疗需求等因素对人员进行统筹规划，实行账务统一管理、集中核算，持续加强医共体内药品目录统一使用。

（二）推动紧密型县域医共体发展

建立管理、服务、责任、利益共同体，构建以人为本的整合型县域医疗卫生服务综合体。一是形成"管理共同体"。制定医共体章程，完善医共体决策、执行、监督考核机制，明确医共体内各医疗卫生机构功能定位，畅通双向转诊机制，形成医院与基层结合、医疗与医保结合、医疗与预防结合的医疗卫生服务新模式。二是形成"服务共同体"。严格落实县域慢性肾脏病、高血压、血脂异常、冠状动脉粥样硬化性心脏病、慢性阻塞性肺疾病、脑血管病、糖尿病分级诊疗技术方案。整合优化医共体内各类医疗卫生资源，设立医学影像、检验检查、消毒供应等资源共享中心，设立人力资源、财务管理、药物管理等管理中心，实行一体化运作。三是形成"责任共同体"。建立医联体内的责任分担机制，明确政府、医院、基层医疗卫生机构等职责定位。建立权责清晰、公平、有效的分工协作机制和科学、有效的考核评价机制，重点将基层医疗卫生机构建设、家庭医生签约、基层诊疗量占比、双向转诊比例、县域慢性肾脏病等慢性疾病分级诊疗技术方案执行情况、居民健康改善以及服务满意度等指标纳入考核体系，考核结果与财政补助挂钩。②四是形成"利益共同体"。通过医保支付、财政投入、人事、薪酬等机制创新，在医联体内建立利益共享与分配机制，激发医疗机构相互协作的内生动力，弱化医疗机构间的竞争关系③，并加快推进县域内按人头付费改革试点。

（三）完善城市医联体服务网络

充分发挥公立医院在城市医联体中的作用，形成以市带区、区社一体、多元化的发展模式，建立"多个社区卫生服务机构+1个区级医院+多个市级医院"的

---

① 孙煜，谢丽娟，李文敏，等.同质化视角下我国县域医疗共同体建设的探讨及思考［J］.中国卫生事业管理，2021，38（5）：331-333，338.

② 李昕昀，李文敏，闵锐.县域医疗共同体背景下县级公立医院动态能力发展与思考［J］.医学与社会，2022，35（3）：85-90，113.

③ 崔月颖，周驰，施利杰，等.我国县域医共体建设利益相关政策工具的应用和演变：基于胡德分类［J］.中国卫生政策研究，2022，15（3）：37-44.

优势专科群的格局，促进医疗资源共享、服务协同。[①]一是市、区两级政府加强统筹规划，充分整合区域医疗资源，鼓励形成以三级公立医院牵头，联合其他级别医院、社区卫生服务中心、公共卫生机构、康复医疗机构，形成城市医联体网格化布局管理。二是提高医疗卫生服务体系整体能力与绩效。通过合作发展、技术帮扶、人才培养等手段，发挥医联体牵头医院对基层的技术辐射和带动作用。三是重在建立非紧密合作下的利益引导机制。逐步破除财政投入、医保支付、人事管理等方面的壁垒和障碍，优化资源结构布局，引导医联体内建立完善分工协作与利益共享。

（四）优化转诊程序和渠道

根据国家卫生健康委印发的相关病种分级诊疗技术方案，制定符合区域发展与疾病特征的双向转诊标准和一般程序。卫生行政部门出台双向转诊工作实施细则，明确转诊标准、转诊原则、转诊流程等，畅通转诊渠道，为家庭医生团队提供转诊专家资源。医保部门依据转诊标准，监管供需双方的医疗行为，对于需转诊而未转诊的医疗机构或医生减少其医保支付比例，对多次警告而未纠正的取消其医保支付资格；对于通过转诊就医的患者给予更高的医保报销比例。[②]二级、三级医疗机构面向社会开放的预约门诊号源中，其专家和专科/专病号源量的50%，均提前50%的时间优先向家庭医生开放，在提前开放时间结束后，未使用的号源将重新返回号源池，向社会开放。发挥乡镇卫生院和社区卫生服务中心的枢纽作用，对家庭医生团队进行管理，提供保障。

（五）多渠道宣传分级诊疗政策

首先，卫生管理部门、各级医疗机构、相关卫生人员应全体联动，通过线上、线下相结合的方式加大宣传力度，让居民真正了解合理就诊的优惠政策，提高合理就诊的意识。其次，各地区应根据当地医联体的实际情况，通过宣传下基层坐诊的专家、医联体内就医的福利政策等内容让居民切实了解医联体，推进分级诊疗；或通过开展讲座的方式对家庭医生签约服务理念、内涵进行宣传，并对服务效果的案例加以传播，增强居民对基层医疗的认识水平与信任程度。[③]

---

① 高晶磊，刘春平，孙海燕，等.基于协同治理理论的城市医联体网格化管理模式研究[J].中国卫生经济，2021，40（11）：18-22.

② 方添栋.国外典型分级诊疗模式及对我国分级诊疗制度建设的启示[J].中国慢性病预防与控制，2022，30（4）：317-320.

③ 赵大仁，何思长，张瑞华，等.我国民营医院与分级诊疗政策的博弈模型研究[J].中国卫生事业管理，2016，33（4）：250-251，285.

三、完善公共卫生服务体系

（一）全面推进疾病预防控制体系现代化建设

加速推进全市疾控机构的基础设施建设，加快推进青岛市公共卫生中心建设，建设生物安全三级实验室和菌（毒）种库。加强疾控队伍建设，针对人口增长较快的区（市）重新核定辖区疾控机构编制，从队伍规模上满足疫情常态化防控需要。优化人才队伍结构，加大市级疾控中心高端人才培养与引进、骨干人才培养等工作力度。加快推进区（市）公共卫生机构绩效改革，积极争取纳入山东省三级疾控中心改革试点范围，以改革试点为抓手，以人员激励为突破口，不断深化疾控体系改革，真正在机制体制上吸引人才、留住人才，稳定基层疾控队伍。进一步提升对突发公共卫生事件的应对能力。健全突发公共卫生事件应急体系，提升疫情监测预警和应急响应能力，加强新发、突发传染病的防控，持续性加强核心能力建设。增强科技创新策源功能，建设市级高能级科研创新承载体，搭建疾控重点专业和管理应用研究平台，建立科研管理、项目评估、人才发展、队伍建设长效机制。加强公共卫生信息化建设，持续建设以传染病疫情监测预警和病毒溯源为核心的公共卫生大数据运用平台。

（二）全面提升急救能力

加强对院前急救体系的统一规划。优化资源配置，促进城乡院前急救体系一体化发展，重点加强农村等偏远区域的急救站点规划设置。因地制宜大力发展社区急救，将急救社区化作为对现有院前急救体系的重要补充。实现现有急救医疗服务体系与社会公众整体联动，强调急救现场"第一目击者"及就近调派急救志愿者的作用，在急救人员到达前开展必要的急救措施，从而缩短急救"空白时间"。瞄准突发公共卫生事件及紧急医学救援能力提升，加强院前急救基础设施、车辆装备、标准化洗消区等硬件建设，注重院前急救体系技术、管理、服务等内涵建设，借助"5G"智慧急救技术，建立有效的协调机制，解决院前急救所面临的通信、交通、现场等问题，形成上下贯通、指挥有序、调动有力、反应迅速的急救网络，全面提升院前急救应对突发公共卫生事件的应急保障能力。

（三）加强妇幼健康服务能力建设

实施母婴安全行动提升计划，加强区域协同，建立救治中心、妇幼机构、基层机构、村（居）专干母婴安全网格化管理机制，强化救治体系，进一步完善、规范危重孕产妇、新生儿救治保障网络。妇幼健康服务是公共卫生服务的重要组成部分。推进妇幼保健机构能力建设，要将妇幼保健机构建设纳入公共卫生服务体系补短板建设内容。全面推开妇幼健康医联体建设，需要以区（市）妇幼保健机构为枢纽，以城市医疗集团或县域医共体为载体，为妇女儿童提供一体化连续服务，特别是"县乡村一体化"全程服务，还应积极拓展"妇幼健康+心理卫生、中医药、心电监护管理"服务。要建立上级医院业务骨干支援基层和基层业务骨干轮训上岗机制。

四、创新医防融合机制

（一）推进公共卫生机构与紧密型县域医共体有效融合

紧密型县域医共体的医防融合应始终秉承"以人为本、以健康为中心"的出发点，以人民需求为导向，逐步加强与公共卫生机构的合作，借鉴整合型医疗服务模式，提供面向全人群、覆盖全生命周期的连续性健康服务。[①]一方面，应以山东省疾控机构改革试点为契机，建立公共卫生机构绩效增长长效机制，探索将新增绩效与紧密型医共体指导等公共卫生服务相结合，利用绩效分配推动人员流动，推动紧密型医共体医防融合"六统一"真正落地，并逐步向其他区（市）基层医共体指导团队试点区（市）推开。另一方面，试点区（市）疾控中心推进专业人员参与医共体工作，采取派驻、驻点等协作方式加强医共体公共卫生服务质量控制，推进实施医共体内公共卫生服务清单式管理，强化专业公共卫生机构对基本公共卫生项目的技术指导和绩效考核。逐步开展人群健康风险评估、社区诊断等工作，定期对辖区内居民的健康水平开展评估，提出针对性的干预策略。医共体应以家庭医生签约服务为抓手，依托医共体优势，通过上级专家带教、外出交流学习、远程医疗教学等手段，提升家庭医生的服务能力，并逐步提升家庭医生的医防融合能力。

（二）推进市级医疗卫生机构医防融合

医防融合体系内的医疗机构、疾控机构由于长期的属地分割，医防间的整合难以触碰核心产权，成员间易出现各自为政的现象。[②]首先，应积极寻找医防融合各主体之间的利益共同点，卫生部门应制定医防融合工作方案，建立医防融合专项资金，明确各机构职责，同时发挥医疗保障的协调作用，从而促使医疗机构加强与公共卫生机构的合作，开展全方位、全周期的医防融合工作。[③]其次，紧抓山东省三级疾控中心改革试点机遇，推进青岛市疾控中心与市级医疗机构医防融合

---

① 单莹，马方恩，张立恒，等.县域医共体的医防融合实践进展研究［J］.卫生经济研究，2021，38（9）：10-12，17.

② 赵雅静，吴素雄.福建三明医防融合实践：局限与对策［J］.中国卫生事业管理，2022，39（1）：1-3，9.

③ 赵春琰，郭维淋，黄泽成，等.公共卫生、医疗服务、医疗保障多体系协同机制研究：基于整体性治理理论视角［J］.中国卫生事业管理，2021，38（3）：171-174.

工作。结合双方的工作基础和业务需求，在慢阻肺等重大慢性病防控、艾滋病的防治、职业病的防治、实验室检测等领域开展深度合作，促进群体预防和个体预防相结合。再次，建立人才流动、交叉培训、服务融合、信息共享等机制，建立健康大数据共享、实验室报告互认等机制，发挥医疗机构医务人员和实验室在疾病预防控制工作中的作用。

（三）加强医疗机构的公共卫生服务职能

一方面，应明确医疗机构在医防融合中的重要作用，改变医疗机构重医轻防的观念，促使医疗机构在融合工作中发挥积极作用。另一方面，应从政策角度明确医院医防融合的具体工作范围与职责，做好医院履行公共卫生服务职能的顶层设计与协调机制，完善公共卫生科的人员配备与设置，这是推进医院医防融合的前提。[1]在青岛市2017年出台的《关于加强医疗机构公共卫生工作的通知》的基础上，结合健康青岛行动等新的形势要求，进一步完善医疗机构公共卫生服务清单，把公共卫生服务纳入医疗机构绩效考核范围，将考核结果与经费拨付、评先评优、人员岗位聘用、职称评聘、薪酬待遇等挂钩[2]，加强结果应用，切实加强公共卫生服务能力，对医疗机构开展的公共卫生服务采用政府购买形式予以保障。

（四）建立医防融合慢病服务体系

首先，建立以医共体牵头医院"三高中心"为核心支撑、以乡镇卫生院（社区卫生服务中心）"三高基地"为联系纽带、以家庭（全科）医生"三高之家"为基础网底的紧密型"三位一体"的医防融合慢病服务体系。其次，创新流程再造，实现重点慢性病"三高共管"。县级组建由公共卫生、临床专科、中医等专业医师组成的"三高共管"专家组，梳理国家各类指南、规范要求，制定一体化的"三高共管"工作规范、工作标准、工作流程和工作路径，明确"三高"高危人群的判定条件及患者病情的分级分层标准，对筛查、诊断、治疗、转诊、随访、自我管理等环节纵向分层、横向融合，针对每个"三高"患者的危险因素和健康需要，个性化制定综合诊疗管理方案，科学分配到"三级协同"体系的各个层级，实现由"以疾病为中心"条线管理向"以人为中心"综合服务转变。再次，细化"三级协同"，精准落实服务措施。建立"三高之家""三高基地""三高中心"工作机制，使各级医疗机构实现由同质化、碎片化服务向按病程协同服务转

① 史卢少博，姚芳，夏怡，等. 基于共生理论的医防融合路径分析［J］. 卫生经济研究，2021，38（8）：6-10.

② 郑伟，郭建军. 三明市体医融合示范区建设的SWOT分析及发展策略［J］. 龙岩学院学报，2018，36（2）：98-103，122.

变。"三高基地"以乡镇卫生院（社区卫生服务中心）的基层首席高血压、糖尿病医师和公共卫生医师及其他高年资全科医师为主体，在"三高中心"支持下，承担对辖区内"三高"患者的诊断、个性化综合方案的制（审）定和质量控制工作，为"三高之家"提供线上协诊或线下面诊绿色通道服务，根据病情需要向"三高中心"提交线上协诊服务和线下面诊绿色通道需求。"三高中心"主要在医共体牵头医院或具备能力的二级及以上医疗机构门诊设置，相关专业医师联合负责难治性、复杂性"三高"患者及并发症的诊治和院内就诊"三高"患者的医防融合服务，为"三高基地"提供线上协诊或线下面诊绿色通道服务，开展片区"三高共管"技术完善、质量控制和人员培训等，对于能力覆盖不足的"三高基地"下沉力量协助完成相关工作。

五、增强基层卫生治理效能

（一）整体规划推动基层服务能力持续提升

一方面，强基层是整合医疗服务体系的首要任务[①]，应把强基层作为一项长期性基本任务，以10年为周期进行规划。加大《关于印发青岛市基层医疗卫生服务能力提升行动三年计划的通知》的落实力度，以"优质服务基层行"活动建设为抓手，推进基层医疗卫生机构标准化建设，推动设施、设备提档升级。另一方面，全面推进社区医院建设，依据相关配置标准要求，加强基层医疗卫生机构的医疗设备和公共卫生服务设备配备，健全临床科室设置，加强中医药特色诊疗区和医疗康复专科建设。根据人口服务半径、服务需求等因素，加强乡镇（街道）卫生院和社区卫生服务中心建设，确保2023年前14个县域医疗中心和29家社区医院建设、748个村卫生室的新建和改扩建工作任务按要求完成。

（二）提高基层医疗服务黏性

推动分级诊疗的前提条件是基层医疗机构能够"接得住"，人民群众愿意选择基层医疗机构就医。[②]"接得住"的关键在于提高基层医务人员的服务能力。[③]一是提高基层医务人员的培养力度。建立基层医务人员培养机制，加强对基层医务人员的培训、教育和考核，建立严格考核评价体系，尽快建立起接受过规范全

① 王锐，梁旭，马月丹. 整合型医疗卫生服务体系功能定位、建设现状与经验［J］. 中国卫生经济，2021，40（8）：9-12.

② 李志荣，魏仁敏，徐媛，等. 供给侧视角下的分级诊疗制度探讨［J］. 中国卫生经济，2018，37（2）：14-17.

③ 马进. 医疗服务供给侧改革之拙见［J］. 中国卫生资源，2016，19（4）：261-263.

科培训的基层医生队伍。二是创造良好的基层工作环境。提高基层待遇，提高职称设岗比例，定向培养等，吸引优质医学人才到基层就业，提升基层发展可持续性。三是建立适合当地的综合诊疗方法和一定区域内的优势学科。可充分利用大医院的"传帮带"作用，通过上级医院派专家到基层医疗机构开展专科诊疗、技术指导、扶持学科发展等方式，使大医院的优质资源下沉到基层，提升基层医师水平。四是推进基层医疗卫生机构补点布局、升级发展。加强对基层医疗机构基础设施建设，改善基层就医环境，增加适宜的检查仪器。

（三）推进家庭医生团队建设

为了发挥不同层级医生的优势，提高全科医生的技术水平，将患者留在基层，应组建以全科医生为主体的全专融合型家庭医生团队。每个团队配备全科医生、护理人员、二级以上医院内科医师、村医各1名，县级疾控中心慢病防治专业人员深入家庭医生团队，全面参与慢病患者管理。全科医生作为负责人和协调人，与专科医师、其他相关人员共同提供综合、连续、动态的健康管理、疾病诊疗等服务。专科医师定期到基层医疗卫生机构联合门诊出诊，指导家庭医生团队开展慢病健康管理和评估。建立以签约服务对象数量与构成、健康管理效果、转诊效率、居民满意度等为核心的签约服务评价考核体系，强化资金管理和考核管理，加强财政拨付与项目评价结果挂钩。将家庭医生签约服务工作数量和质量同其薪酬收入挂钩，实现家庭医生签约服务费在绩效外发放，同时给予家庭医生绩效分配的自主权，体现"多劳多得、优质优筹"的分配原则。

（四）创新完善基层医保报销政策

基层报销政策和总额预付协同发力，能够更有效地吸引患者在基层就诊。第一，落实签约居民在就医、转诊、用药、医保等方面的优惠政策，引导居民首先在签约医生处就诊，发挥家庭医生健康和费用"守门人"的作用。第二，可将符合基本医疗保险规定且有基层医疗特色的卫生服务项目纳入基本医疗保险支付范围，打造特色基层医疗服务，如家庭医生出诊服务、家庭病床、康复医疗、上门护理服务、中医健康保健，协调物价部门设定的家庭医生签约服务项目指导价，依据劳务价值确定收费标准，通过价格优势与特色服务更好地引导患者回流基层。第三，改革支付制度，实行按服务人口的按人头付费，按病种、服务单元的预付制等[①]，从而控制不必要的相关服务，实现分级诊疗。第四，完善用药政策，

---

① 胡丹，李心怡，练璐，等. 江苏省分级诊疗制度建设情况分析［J］. 中国医院管理，2020，40（1）：13-17.

在基层适当配备基本药物目录以外的相关药品，使医院和基层同步使用基本药物和非基本药物，满足常见病、慢性病患者的用药需求。

六、建立现代医院管理制度

（一）强化党的领导

一方面，按照《关于加强公立医院党的建设工作的意见》的要求，把党的领导融入公立医院治理结构，全面落实党委领导下的院长负责制，强化党的领导在医院内部治理中的重要地位和作用。[1]另一方面，完善医院议事决策机制，发挥党委的集体领导作用，制定医院党委会、院长办公会、院长书记沟通会等议事规则，完善民主决策机制，进一步加强医院各类专业委员会建设，充分发挥专家治院的作用。[2]

（二）加大财政投入力度

一方面，建立常态化财政投入机制，稳步加大财政支持力度，确保公立医院投入稳定增长。建议提高财政投入水平，政府投入占医院收入的比例达到10%，"十四五"末该比例达到15%，到2030年，该比例达到20%，不折不扣落实政府对公立医院投入责任。另一方面，优化投入方式。建立重点突出、层次分明、循序渐进的资金投入模式，支持重点临床专科和特色学科建设，设立专项经费，促使部分重点学科达到国内领先水平；加大人才培养力度，增加人员补贴，将专项资金用于高端人才引进、基层医务人员培养；将公立医院基本建设、大型设备购置、信息化建设等纳入政府固定资产的投入计划，实行全额保障；实行取消药品加成专项补助（政策性亏损），巩固破除以药养医的成果；加大公共服务任务补助，深化医防融合。[3]

（三）合理配置医务人员薪资比例

国外发达国家实行年薪制。香港大学深圳医院建立了以固定薪酬为主的分配制度（70%固定薪酬+30%绩效薪酬），三明市实现了全员目标年薪制。可借鉴上述薪酬分配方式，逐步建立符合市场规律和医疗行业性质的薪酬制度与激励机制，逐步

① 张静，王虎峰. 新时代现代医院管理制度的演进路径及政策衔接 [J]. 中国卫生政策研究，2018，11（1）：37-41.

② 张琰，马新星，许蕾，等. 现代医院管理制度框架下公立医院改革与发展的思考 [J]. 中国当代医药，2022，29（6）：130-133.

③ 方鹏骞，孙煜."十四五"时期我国现代医院管理制度实施的思考 [J]. 中华医院管理杂志，2021，37（3）：177-181.

提升薪酬固定部分占比至60%以上，公立医院人员支出占业务支出的比例逐步提升50%～60%，使付出和待遇相匹配，提升医务人员的获得感与满足感。

（四）建立医疗服务价格动态调整机制

一是明确医疗服务价格动态调整机制的实施原则。医疗服务价格动态调整应建立在体现医务人员劳动价值基础上，以平衡患者的医疗费用、医院可持续发展成本及医疗基金。建议明确价格的调整幅度、触发与约束标准，逐步提高医疗服务收入（不含药品、耗材、检查、化验收入）占医疗收入的比例。[①]二是建立医疗价格动态调整组织体系。在医疗服务价格的制定工作中，必须要建立一个完善的组织体系，应由医保部门制定调整方向与纲领，卫生部门做好管理工作，各地市医疗服务组织制定动态调整策略。在具体实施过程中，各区（市）应根据自身情况，成立当地的医疗服务价格动态调整组织，负责具体的执行工作。

（五）推动医院信息互联互通

加强顶层设计，将智慧化建设工作放在整合型医疗卫生服务体系中加以总体布局。一方面，加快基础设施建设。加快推动市、区（市）两级数字健康基础设施建设，升级市级全民健康信息平台，推进电子病历、智慧服务、智慧管理"三位一体"的智慧医院建设和医院信息标准化建设，重构线上和线下结合的就医服务流程。另一方面，加快信息互联互通。依托专业网络、互联网医院等基础设施，医共体内部各个医疗机构之间打通信息壁垒，实现信息平台管理化，并与全民健康信息平台、医保结算管理平台和智能监控信息系统进行对接，实现医疗资源、诊疗数据、检查检验结果等互通、互享，提升基层诊疗能力。推进医疗、公共卫生、家庭医生签约、分级诊疗、慢病管理等信息的互联互通，提高医疗服务效率，保证分级诊疗方便、快捷。

（六）提高公立医院综合改革的系统性

推动公立医院高质量发展，必须以改革创新为根本动力，通过医院功能定位、医疗价格、医保支付、薪酬分配等综合改革，破除逐利机制，建立维护公益性、调动积极性、保障可持续的运行新机制，为公立医院高质量发展提供不竭动力。

一是明确医院功能定位。特别是区域医疗中心应将优质医疗资源合理扩容与医院功能定位相统一，即扩容的目的在于更好地功能定位，发挥医院在重点学

---

① 李凤芹，田立启，季金凤. 医疗服务价格改革对公立医院收入结构影响研究：以青岛市公立医院改革为例［J］. 价格理论与实践，2021（7）：79–82，164.

科、特色专科、疑难重症诊治上的作用，而非简单的增大体量、扩大规模。应明确CMI、住院天数、病种数量等各级医院功能定位履行情况的重要指标。二是尽快从粗放式增长转为精细化管理。围绕提质增效、承担医院功能、提高群众就医体验、降低运营成本，贯彻落实国家《关于推动公立医院高质量发展的意见》《公立医院成本核算规范》等，进行质量管理、绩效考核、运营等方面的系统改革，优化职能部门设置和职责划分，力求打破科室之间的壁垒，实现管理决策、职能协调、临床运营等各方面的协调统一。三是加快推进年薪制等薪酬制度改革。尽快建立主要体现岗位职责和知识价值的薪酬体系，实行以岗定责、以岗定薪、责薪相适、考核兑现。医院可自主设立体现医疗行业特点、劳动特点和岗位价值的薪酬项目，充分发挥各项目的保障和激励作用，更加注重发挥薪酬制度的保障功能。鼓励主要负责人实行年薪制。四是增强绩效考核的主动性。应注重把握公立医院绩效考核的主动权，及早调度考核指标的完成情况，防止和克服"秋后算账"。五是高度重视公立医院长期负债问题。特别重视医院自筹经费进行基本建设和设备购置产生的发展建设性负债、应对疫情工作产生的额外债务等。同时，对公立医院违规举债行为应严肃问责。

（七）建设特色鲜明的医院文化

一是建设医院思想文化，塑造员工良好的精神风貌。开展系统化、层次化、经常化的思想教育，通过党的思想文化熏陶，打牢中国特色社会主义道路的思想根基，强化全心全意为人民健康服务的宗旨意识。每个医院都要挖掘并整理医院历史、文化特色、名医大家的学术思想和高尚医德，提炼医院院训、愿景、使命，凝聚支撑医院高质量发展的精神力量。[①]二是规范医院物质文化，展现良好的外部环境形象。强化基础设施建设，营造体现医院文化特色、温馨、舒适的工作和医疗服务环境。加强标识标牌文化建设，规范标识标牌，优化流程引导，打造医院文化长廊，为患者提供良好的就医环境。三是建设医院制度文化，提高医院管理水平。建立和完善规章制度，形成富有医院特色的管理文化和服务文化，促使医疗卫生工作更加规范、更加科学。四是建设医院品牌文化，扩大医院的社会影响力。发现、培养、树立、宣传医院各方面的先进典型，以社会需求为导向，以人民满意为标准，树立人民群众认可的品牌。五是建设医院廉政文化，提升人民群众满意度。

---

① 李奕璋，王存龙.医院文化建设助力公立医院高质量发展研究与实践［J］.中国医院，2022，26（3）：54—56.

七、构建多元化医养结合服务供给体系

（一）加快发展接续性服务

接续性服务主要包括康复医疗、老年护理、残疾人护理、母婴护理、社区护理、安宁疗护及营养支持等服务。社会对康复和护理等接续性服务的需求持续增加，但接续性服务供给不能满足需求。为此，一是通过医疗卫生机构与养老机构合作等方式，扩大接续性服务供给。鼓励有条件的养老机构内设医务室、护理站等，申请开办老年病医院、康复医院、护理院等。二是通过在基层医疗卫生机构设置康复、护理、安宁疗护病床和养老床位等方式，扩大接续性服务供给。三是接续性医疗机构和基层医疗卫生机构将服务延伸至社区、家庭等。

（二）继续拓展医养结合健康产业空间

统筹城乡、区域医养健康产业资源配置，辐射带动全市医养健康产业健康发展。一是充分发挥中心城区高端医养资源富集等综合优势，打造健康服务创新引领核心示范区。定向引进国内外高端健康服务项目，培育一批高水平、有特色的社会办医品牌。以国际化、集聚化、特色化、高质量、高水平发展为方向，打造以医疗服务、医学教育、健康体检、康养保健等为特色的高端医疗服务集聚区。二是将乡村振兴、美丽乡村建设与特色医养健康产业培育相结合，大力发展中医中药、健康食品、健康养老、健康旅游、体育休闲等产业，打造一批国际化、生态化、田园化的医养健康小镇，推动形成沿大沽河医养走廊。三是以国家健康旅游示范基地建设为引领，依托崂山"山海城岛湾河"特色旅游环境，以及历史积淀的中医药、道家文化等优势资源，以高端医疗服务、健康体检、康复疗养、中医药保健、休闲养生等产业为重点，引入国内外知名医疗机构、高端健康管理机构，引进高端医疗技术、医疗设备、医学专业人才，推进健康旅游服务业发展，打造国际医养健康服务集聚区和健康旅游目的地。

（三）完善医养健康产业扶持政策

全面梳理医养健康产业领域相关政策，取消不合理规定，用好、用活新旧动能转换重大工程一揽子政策，落实加快社会办医和促进健康服务业发展等政策措施，从财政支持、土地供给、税收优惠、技术创新等方面加大对医养健康产业发展的扶持力度。充分发挥新旧动能转换引导基金作用，支持医养健康产业发展，为医养结合提供资金支持和融资平台。鼓励社会资本通过独资、合资、合作、联营、参股、租赁等途径，采取政府和社会资本合作（public private partnership, PPP）等方式，参与医养健康产业发展。建立健全覆盖医养健康产业全链条、全流程的包容、审慎、有效的监管机制，明确监管责任，提高监测能力。制定并完

善新型健康服务监管政策，加强对医疗卫生与养老、旅游、互联网、健身休闲、食品等领域融合产生的新产业、新业态、新模式的监管，完善对相关新技术的审慎监管机制。通过规范试点、开展评估、公开信息、完善投诉和维权机制等多种方式，加强行业指导，营造公平、公正的发展环境。

（四）完善保险保障体系

老年人群对医疗相关服务需求强烈，社会基本医疗保险具有普惠性质，可以为居民提供基本医疗保障，在很大程度上减轻老年人群及其家庭在医疗诊治过程中承担费用的压力。因此，积极提高社会医疗保险的覆盖率对确保医养结合稳定发展意义重大。政府应在调研的基础上，考虑扩大基本医疗保险的报销范围，将护理康复等纳入其中，在药品报销上，可以考虑扩大医保药品的报销范围，进一步减少老年人的费用支出。为了避免长期护理费用对患者造成的经济困境，政府应加大长期护理保险的覆盖面。从保险对象来看，作为一种公共产品，长期护理保险应在做好城镇服务的同时，也要向广大农村老人群体倾斜。从给付方式来看，要采用实物给付、现金给付、混合给付等多种形式，满足不同老年人的多样化的服务需求。政府可以鼓励商业保险参与医养结合产业建设，明确保险要求及标准，加强商业保险在医养结合产业中的风控机制，为老年人通过商业保险享受医养结合养老服务的过程保驾护航。

（五）推进医养结合人才队伍建设

在医养结合专业人才缺乏的问题上，医养结合的人才培养应分层次、多渠道地加快培养速度。第一，鼓励并支持高校、大专院校、职业院校根据自身条件，合理设置医养结合相关专业，培养不同层次的专业人才，逐步加深医养结合从业人员的专业化程度，为医养结合产业储备充足的人才。第二，吸收整合已有的护理人员，对其进行规范管理，定期展开护理专业化培训，提高其护理技能，并对其展开老年人心理学、老年人健康等课程培训，在提升已有护理人员基本养护技能的基础上，提高其综合专业性。第三，鼓励老年人自我服务。制定老年人护理积分制度，老年人从事护理服务可以获得积分，未来抵消一部分护理服务费用，从而吸引更多退休后想发挥余热的老年人从事护理服务，形成老年群体内的良性自我服务机制。除此之外，应该完善医养结合从业人员的晋升通道。在加大资金投入的基础上，政府应该建立与社会发展水平相适应的完善的医养结合养老服务从业的薪酬管理体系，从整体上提升医养结合从业人员的待遇。舆论应该向人们传递医养结合产业从业人员肩负着为老年人提供幸福后半生的光荣使命，从而提升医养结合产业从业人员的认同感和归属感。

第二节　构建优质高效的整合型医疗卫生服务支撑保障体系

一、充分发挥绩效考核"指挥棒"作用

（一）建立党委领导下政府多部门协同的管理体制

坚持和加强党的领导，强化各级党委对医疗卫生服务体系改革发展的领导责任，借鉴深圳市罗湖区等的改革先进经验，构建"党委政府重视、各部门密切配合"的成功模式，根据地区发展实际，坚持优化、协同、高效的原则，建立由地方党委、政府牵头，相关部门及医共体、医共体成员单位等方面代表参与的管理委员会，统筹医共体规划建设、投入保障、人事安排和监督考核等重大事项，制定参与主体和监管各方的权责清单。转变单一卫生健康部门推进分级诊疗系统性不强、协同度不高的短板弱项，切实发挥好党委政府在深化改革过程中的领导角色。

（二）建立完善综合绩效评价体系

医共体是分级诊疗的载体，对医共体的科学考核是推进分级诊疗的重要手段。根据三明市、深圳市罗湖区等地卫生健康系统改革的成功经验，对于医共体的管理，一是必须转变单一的管理模式，探索包括业务管理、财务管理、资产管理、人事管理以及干部管理等的综合管理机制；二是从单一医疗机构的微观效率评价向医共体系统效率评价转变，将医共体建设工作纳入区（市）、部门和医疗机构的年度考核，重点考核区（市）医共体推进情况、各部门配套措施改革情况、各机构落实执行等情况，将评价结果与医保支付、财政补助、绩效分配等挂钩；三是从评价治疗效果向评价健康产出转变，以健康产出等结果性指标作为政策文件评价的重要依据，重点考核临床疗效指标、健康结果指标、成本效果指标、患者满意度等结果性指标；四是转变基本公共卫生服务经费考核方式和使用机制，探索将基本公共卫生服务经费按人头总额预算打包给医共体，由医共体牵头机构合理使用、科学分配，并建立以结果为导向、结余留用的考核分配机制，可以把结余经费用于医疗机构人员激励，以此提高工作人员的积极性；五是优化考核方式，借助第三方进行阶段性和全面评估，发挥好第三方在绩效考核过程中客观、公正、指导性和可操作性强的优势，采取年终集中考核和日常考核相结合的方式，系统考核、评价各主体执行推进政策情况。

（三）建立健康服务评价制度

监测评估是掌握基础情况和进展、推进工作落实、评价改革成效的重要抓手，也是辅助医改决策、完善相关政策措施的重要参考。建议建立整合型医疗卫生服务体系第三方评估机制，以国内外研究为基础，结合每年重点推进任务，以医改监测平台为核心，从技术效率、配置效率、质量和公平四个维度，逐步开发整合型医疗卫生服务体系监测指标与方案。逐步收集各区（市）、各部门反映整合型卫生健康服务相关数据，并及时发现异常指标，从中发现苗头性、倾向性问题，及时查找原因，提出针对性解决对策。充分利用监测结果，强化对政府和部门的督考问效。要将考核结果与财政投入、医保支付以及领导干部薪酬、任免和奖惩等挂钩。建立以人为本的医疗卫生服务评价制度，把健康影响和健康评价融入各项规划政策以及重大工程项目。

二、推进医疗保障和卫生健康服务高质量协同发展

医保基金战略购买是贯彻落实健康中国战略的必然要求，它将从以疾病为主的风险分担转向以健康结果产出为目的健康经济分担和健康维护，由被动的损失给付转向主动的风险干预和战略购买，由对个体的疾病医疗保障转向关注全人群全生命周期的健康保障。通过医保基金战略购买，实现医疗保障高水平、高层次和可持续发展，医疗保障的成果惠及全体人民。

（一）保障基金收支平衡

一是探索"社会统筹与个人账户相结合"的基本医疗保险制度模式，统筹基金和个人账户是解决住院保障和门诊医疗的途径，但这种统账结合模式下，个人账户资金归个人所有，制约了基本医疗保障基金的社会共济功能。建立以"社会统筹与个人账户"相结合路径，推进个人账户改革，盘活医保基金存量，完善个人账户家庭共享，增强互助共济性。二是探索基本医疗服务和基本公共卫生服务的整合，通过服务间的融合渗透，以"治未病"为切入点维护居民健康，建立疾病防治结合新机制。打破行政部门职责划分导致的健康保险基金的孤立状态，将公共卫生基金和基本医疗保障基金进行有效整合，扩容健康保险基金池，强化医防融合，更好地发挥各部门对整合型健康基金的协同保障效果。三是探索"以支定收"的医保筹资模式，当前"以收定支"的保险总额预算结构已不能满足人民的健康需求，建立"以支定收"的医保筹资机制，兼顾当期平衡与长期平衡，积极适应人口老龄化的医保筹资需求。四是拓宽基金筹集渠道，探索将健康相关行业纳入健康保险税收的范围，可借鉴其他国家的经验做法，对潜在损害人民健康

的产业或产品征收医疗保障税，如烟草生产行业、保健药品生产行业、医美产业和化妆品行业。

（二）推进医保治理现代化

一是加强医疗保障向健康保障理念转变。在健康中国战略实施的大背景下，以往只关注疾病忽视整体健康的被动式、碎片化医疗服务和医疗保障模式已不适应时代发展要求，要树立大健康的理念，改变重治疗、轻预防、高成本的传统医疗保障模式，根据不同人群的健康需求，针对生命不同阶段的健康问题，确定优先干预策略，将产前检查、母婴保健、疾病预防、健康促进等服务纳入医保支付范围，建立预防为主和防治结合的激励机制与制度保障，提升医保基金的长期价值，全方位、全生命周期地保障人民健康。[①]二是进行基于价值的医保支付方式改革。医保基金不只是为医疗服务买单，而是基于健康和相关费用的概率和风险分布。尚未有一种支付方式能够满足不同人群的健康需求，要进一步完善多种支付方式改革，以服务绩效和健康结果为价值导向，对于特定慢性病治疗，可探索基于病种的整合型服务打包按结果支付，建立全科专科联合整合型服务路径；对于疾病负担重，临床路径明确的按DRG价值支付；对于医联体、医共体按人头支付，建立并完善健康结果考评体系；对于预防服务费用，要通过整合医疗和预防支付机制，突破现有的支付模式，统筹医保和公共卫生基金的使用，提高基金的使用效率和效益。三是加强医疗保障领域协同互动，统筹多元主体参与医保治理。基于政府、市场与社会互动协同的多中心治理是新时代医改公共治理体系的新范式[②]，通过医保基金战略购买引导医疗、医药、医保三方，以健康价值为导向，以激励相容为原则[③]，使相关主体协同共治，充分发挥医保支付、集采、监管等综合功能。多元利益相关方通过互动、博弈、谈判和协商，就医药和医疗服务价格、质量和支付标准等达成共识，从而形成共同遵循的规范[④]，促使医疗服务体系不断优化，医药产品质量不断提升，供应和安全保证能力不断加强，实现医疗保障和医药卫生服务协同发展，形成协调健康改善、医院良好运行、产业健康发

---

① 李玲.全民健康保障研究［J］.社会保障评论，2017，1（1）：53-62.

② 陈金甫.社会治理基本问题探讨［J］.中国医疗保险，2015（7）：9-11.

③ 陈文，张璐莹.构建医疗保障和医药卫生服务协同改革的新发展格局［J］.中国卫生资源，2021，24（2）：116-118.

④ 谢春艳，王海银，王美凤，等.基于价值的战略购买：健康中国背景下医保治理的现代化转向［J］.中国卫生事业管理，2022，39（5）：348-352.

展、创新驱动高效协同的发展格局[①]。

（三）提升医保基金管理效能

一是探索医保经办机构社会法人治理机制。医保经办管理机构作为医保基金的直接管理者和实施者，承担了医保事业中参保登记、基金结算和费用管控等重要职能，但面对医保行政管理、经办管理机构管办一体的现状，医保经办管理机构动力不足，能力不强的问题凸显。根据中共中央国务院《关于深化医疗保障制度改革的意见》（中发〔2020〕5号）提出的推进医疗保障经办机构法人治理的新思路，应积极引入社会力量参与经办服务，在行政、市场机制之外调用社会机制，从而形成共建共治共享的医保治理格局。[②③]二是探索建立市、区、乡镇（街道）、村（社区）全覆盖的统一医保经办管理体系，大力推进经办服务下沉，扩大医保工作站的覆盖范围，切实提升各级医保经办能力，提升群众医保经办服务满意度。三是加强经办服务队伍建设，引进医保经办管理综合型人才，健全人才培养机制和模式，打造与新时代医疗保障公共服务要求相适应的专业队伍。四是加强医疗保障公共管理服务能力配置，构建科学、合理的医保经办服务能力评估体系，建立与管理服务绩效挂钩的激励约束机制，改变经办服务活力不够、主动性不强的现状，切实提升经办服务的效能。五是推动建立胶东五市区域一体化医保协同管理机制，在医保公共服务、数据互通、基金监管等方面加强合作，推动区域内医保服务普惠共享。[④]

三、打造高素质卫生人才队伍

（一）实施更高效的招才引智战略

一是压实责任，充分发挥青岛市医疗机构主力军作用，激发招才引智新活力。明确招才引智是青岛市卫生行业的突出任务、主攻山头、"一把手工程"。青岛市各医疗机构要充分发挥招才引智主力军作用，根据各医疗机构的实际和优

---

① 吴明.发挥医保基金战略购买作用　促进医疗保障和医药服务高质量协同发展［J］.中国医疗保险，2021（11）：15-16.

② 李珍，王怡欢，杨帆.论新时代医疗保险公法人治理体制的创新：基于多中心治理理论［J］.中国卫生政策研究，2019，12（11）：16-22.

③ 李珍，陈晋阳，王红波.医保基金战略购买：基本概念、国际经验与中国镜鉴［J］.中国卫生政策研究，2021，14（5）：1-7.

④ 马青，施红卫，于子淇，等.青岛市优化医保公共服务的实践与创新［J］.中国医疗保险，2021（2）：60-63.

势、精细设计、科学谋划，制定招才引智的具体实施方案，列出具体目标、时间表、路线图，挂图作战，层层分解任务，压实责任。二是出台和完善相关人才政策，加大考核力度，确保保障到位。将青岛市各医疗机构招才引智、学科引进和人才培养工作纳入综合考核体系，充分发挥综合考核"指挥棒"作用，加大督查力度，完善考核办法，定期对各医疗机构工作开展情况督导。各医疗机构借鉴全国先进城市的成熟经验，结合实际，出台详细的人才激励政策，配套设立学科、人才工作基金，加大资金支持力度。制定切合实际的考核及通报制度，调动相关人员的积极性和主动性。三是布局和培育医养健康新产业、新业态，大力实施"健康+"工程，强化项目聚才引才。争取更多的优质医养健康团队和人才落户青岛市，通过引进或培育健康管理、长照护理、养老康复、健身休闲养生、"互联网+健康"等新产业、新业态，推动医疗、养老、健身、旅游休闲等融合发展，打造一批具有影响力的知名医养健康机构。依托两所卫生学校，开设长照护理、高龄健康管理学等相关学科，搭建聚才引才的各类平台。四是建设人才数据库平台，共享人才供需信息，开辟招才引智信息化渠道。筹建青岛卫生健康人才云平台、人才大数据库和人才工作服务平台，其包含人才引进、人才招聘、人才评审、人才推介、人才测评和人事代理6个子模块，涵盖青岛卫生健康人才考试报名系统、青岛卫生健康人才测评系统、青岛卫生人事代理系统、青岛卫生健康人才网络招聘系统、青岛卫生健康人才推介系统、青岛卫生职称评审系统、青岛卫生健康大数据人才库系统7个子系统，以实现共享国内外医药类院校、科研院所等专业人才数量分布情况、高端专业人员的学术水平和专业特长等详细信息，建立起人才需求发布、宣传推介、沟通洽谈、项目合作和跟踪服务等便捷通道。

（二）加强经费保障和政策支持

根据新医改的要求，青岛市应该建立以政府财政支持为主，以医疗卫生机构和社会支持为辅的多元协同经费支持体系，为卫生健康人才队伍建设提供坚实的经费支持。对于公立的医疗卫生机构来说，首要任务是切实做好政府财政经费的落实，特别是公共卫生健康服务和基本医疗卫生健康服务。政府和社会协同参与医疗卫生机构的建设，扩大经费投入，并对医疗卫生机构进行绩效考核来合理分配经费投入和社会补偿。应该建立专门的人才培养经费预算，用于医师培训、高层次人才引进和尖端设备引进等。

加强以政府为主导的医疗卫生人才发展投入，优先保证对医疗卫生人才发展的投入，出台相关针对高层次医疗卫生人才的优惠、扶持引进政策，优化医疗卫生人才发展环境。在住房补贴保障、科研经费扶持、配偶就业安排、子女入学等方面加大对高层次医疗卫生人才的政策和资金扶持力度，解决高层次医疗卫生人才的后顾之忧。对于层次达不到市级急需高层次人才标准的人员，建议参照市级标准和层次适当给予本土高级实用型人才待遇。应进一步完善青岛市高层次人才补贴办法，提高补贴标准。设立人才工作专项基金，用于人才政策宣传推介、人才培养及人才服务等工作。设置"红娘"奖励基金，对招才引智成绩突出的单位和个人给予一定数额的奖励。建立容错纠错机制，鼓励担当作为，允许先行先试，为招才引智尖刀班、小分队解决后顾之忧。

（三）提高用人主体人才管理自主权

大力推动政府部门简政放权，从"重微观"向"重宏观"转变，政府放宽人才管理的权利，由人才引进单位运用市场机制来调节人才的流动。政府需要做好协调工作，为人才引进营造公平的竞争环境，为人才发展搭建平台，为人才的发展提供完备的保障体系，将薪酬、科研经费管理、职称评定、绩效和激励等人才管理权限下放给人才引进主体，破除制约人才发展的体制机制藩篱，真正发挥人才引进主体自主权，提高人才引进主体培育和发展人才的积极性。继续优化措施，扩大单位用人自主权，多元化引进实用性人才和优质学科。重点瞄准国际领先学科和全国排名前30位学科，下大力气，攻坚克难，争取在引进学科数量上有所突破。做好公开招聘、校园招聘、博士和紧缺中高级人才的招聘工作，突出高层次人才双选在校园招聘中的重要地位。分别在西北、东北、华北、华东、中南地区举办高层次人才双选会，进一步扩大医疗机构用人自主权，积极吸引高层次人才来青就业创业，力争引进紧缺中高级人才。合理利用国家和山东省、青岛市人才中心及各类中介机构的培训资源，加大对现有人才的培养力度，组织高层人才赴国（境）外参加精准培训，对有发展潜力的优秀人才进行重点培训，对基础性人才开展经常性培训，力争实现各层次、各类别人才培养的新突破。

（四）优化人才环境、创新服务方式

一是根据就业需求和专业经验，为员工提供不同的培训目标、培训平台，特别是国家医药卫生领域的重大项目和平台。通过学术交流、严格培训，提高人才的学习能力及水平。实施医药卫生高水平创新计划。主动承担重大使命和任务，拓展国际重大科学计划，扩大学术影响力，扩大社会认识，促进更高水平的发展。对于大型项目带头优秀人才、重大科研任务的领军人才，政府平台提供重点扶持。储备具有创新意识、尖端成果、科研和培训等能力的人才以及具备快速启动活力和创造能力的先进人才队伍，对其提供政策和经费支持，提供研修和培训机会，助力人才成长和发展。全面提升卫生健康人才队伍的整体创造力和竞争

力，推动卫生健康事业发展，为高水平人才提供更好的平台。

二是发挥青岛市卫生健康委员会和各医疗机构的主导作用，为高层次人才争取更高的学术地位。鼓励高层次人才参加青岛主办的高水平学术活动，支持高层次人才参加国际间的学术交流，以提高人才的学术影响力，让其得到学术界的认可。修改和完善人才评价的条件和标准，注重实际，对在中国医师协会、抗癌学会等学术组织的各级任职、学术奖励予以认可。

三是创新人才服务方式，完善人才服务保障，以保姆式服务引才、聚才和留才。制定《青岛卫生健康人才服务手册》，编辑卫生健康人才政策概要，定期宣讲，普及相关政策。坚持人才有所呼，单位有所应。设立招才引智服务专班和服务专员，在政策咨询、手续办理、待遇落实上积极、主动地靠上服务，提供全方位、全过程的保姆式服务，以最大的诚意和最高服务水平聚集人才、留住人才，努力为人才创新创业提供温情保障。

从外部来看，政府要积极引进卫生健康人才，营造高水平的科研环境，促进人才相互竞争、共同成长；从内部来看，政府应积极促进医疗卫生机构的内部改革，关注市场的变动，提供精准的医疗卫生服务，为人才发展提供新的机遇。人才的发展促进卫生健康学术氛围的营造，良好的学术氛围会吸引更多的卫生健康人才，形成良性循环，推进卫生健康事业发展。

（五）进一步完善分配激励机制

一是建立薪酬激励制度。按照"按劳分配与按生产要素分配相结合"的原则，优先考虑效率和公平，并考虑到人才市场的情况，合理制定卫生健康人才的薪酬体系。根据注重实效、注重贡献、注重成果的原则，对特殊岗位和特殊贡献，实行"特殊工资"制度，如医院院长年薪制度、专家特殊资助。按照职责和岗位的基本定位，建立按岗位编制的分配制度。明确卫生健康人才与普通劳动者的收入差距，拉开不同层次人才的收入差距。

二是完善考评机制。在卫生健康人才引进的全过程中加入考评指标。在科学性和公平性的原则基础上，根据人力资源开发与管理的成功实践和理论基础设定合理的人才考核指标。要随着人才队伍的发展随时对考核指标做出调整，不能过于形式化，需要奖惩并行，对于取得成就的职工给予肯定，积极调动职工的工作和创新的积极性。

三是完善青岛市卫生健康人才职称评价体系。坚持实事求是，遵循医疗卫生工作的实际和职业特点，做好职称评价的指挥工作，充分调动职工的积极性。将工作职责作为评价标准的基础，对不同级别卫生健康人才的工作性质和工作内容有所区分，评价指标的设置也应当有所区分；对不同岗位的卫生技术人才实行不同的职称评价标准，不同岗位的医疗卫生服务的技术含量、难易水平、技术风险、治疗时长都不一样，仅仅以同一指标衡量没有针对性；加大反映临床工作指标的比例。一些医疗卫生机构中科研含量较低，卫生技术人才主要以临床工作为主，应加大临床工作指标的比例，体现卫生技术人才的实际工作贡献。

四、提升信息化便民惠民服务能力

（一）前瞻性开展医疗卫生信息化整体设计

将数字化贯穿卫生健康事业改革发展全方位、各领域，以数字化思维、数字化技术，重塑服务模式，重构服务流程，赋能卫生健康事业高质量发展。针对青岛市卫生健康信息化数据质量不高、应用系统协同度不强等问题，坚持目标导向、问题导向，以《青岛市智慧医疗工程建设实施方案》为基础，进一步完善全市卫生健康信息化整体设计，通过数字化打通医疗服务的堵点，破解看病难的痛点，消除医疗监管的盲点。启动以惠民便民、智慧医疗、综合监管为主要目标的智慧健康工程建设，以"4633"框架构建数字健康城市平台，搭建智慧健康生态圈。

（二）数字化重塑服务模式

完善智慧健康惠民便民服务平台功能。将"健康青岛"公众号作为线上惠民便民综合入口，为居民提供一站式便捷性服务。利用医保电子凭证功能，实现免卡挂号预约、智能分诊、在线"一站式"结算、智能取药、线上查询、打印检验检查报告和电子病历、院内导航、停车场车位查询等服务功能，改善"三长一短"的就诊问题。结合候诊消息提醒、门诊导引单、用药提醒等消息推送模块，提升医疗机构的服务效率，优化服务流程，改善居民的就医体验。继续完善惠民便民平台，拓展线上服务功能，推动个人健康助手和互联网医院平台建设。提高二级以上公立医院接入率，实现"智能化门诊""零排队医院"。

（三）数字化赋能疫情防控

一是启动公共卫生多点触发监测预警管控平台建设。建立并完善"多点触发、多环管控、多源研判"的一体化公共卫生预警管控平台，做到事前监测预警、事中研判指挥、事后协同处置。二是建设青岛市一体化综合指挥平台公共卫生分平台。根据《青岛市一体化综合指挥平台建设工作方案》的要求，建设青岛市一体化综合指挥平台公共卫生分平台，整合公共卫生多点触发监测预警管控平台（一期）各子系统和学生健康监测系统，实现各类疫情监测数据归集、共享与融合，对检验信息定期回传、定期调度。三是推进院感线上监管平台建设。整合各医疗机构院感重点场所的音视频信息，建设一网通用"市、区（市）、院、科、岗"五级监管的院感线上监管平台，实现院感防控实时监控、即时查看、随时回放，建立"网上监控、线下监督、巡回督查"的综合监管机制。争取将全部委属医院纳入平台管理。

（四）数字化重构社会治理新机制

为加快推进城市数字化转型，根据全市政务服务"一件事"和城市运行"一个场景"工作部署，借鉴先进城市建设经验，制定"出生一件事""医疗付费一件事"和"全市一家医院"工作方案，编制项目建议书，推进项目建设。一是联合大数据局、医保局、公安局、行政审批局，规范"出生一件事"办事标准，再造服务流程，建设"出生一件事"联办系统，居民通过"青e办"等平台，一键发起出生相关证件联办申请，实现"一网办理"。二是依托"互联网+医疗健康"惠民便民服务平台，优化就医线上线下支付流程，实现多支付渠道聚合，探索"先诊疗后付费"的信用就医新模式。三是整合全市医疗卫生资源，搭建一体化医疗服务平台，实现医生号源"一网预约"、医疗缴费"一站式"结算、检验检查结果互认、电子健康档案和电子病历全域共享。部分患者可通过全市统一的互联网医院平台接受线上复诊、处方共享、药品配送等全流程服务（针对某些疾病），满足居民便捷就医、畅心就医、高效就医的全程健康管理需求。

附录一
整合型医疗卫生服务体系评价指标体系

一、指标体系构建目的

开展优质高效整合型医疗卫生服务体系试点是2022年国家医改的重点工作。国家发展改革委联合国家卫生健康委等相关部门联合印发《"十四五"优质高效医疗卫生服务体系建设实施方案》，明确提出构建优质高效整合型医疗卫生服务体系是解决人民群众日益增长的医疗卫生服务需求和供给系统不充分、不平衡问题的关键。可见，建立优质高效的整合型医疗卫生服务体系，是卫生健康事业高质量发展的必然要求。整合型医疗卫生服务体系建设不断深入，整合型医疗服务体系的构建路径、可持续发展和效果评价还存在一定局限，科学、有效地建立评价指标体系至关重要。整合型医疗卫生服务体系评价指标体系的构建可以综合、有效地评价整合效果并通过评价研究不断为调整整合策略提供政策依据。

二、整合型医疗卫生服务体系评价指标体系现状

2017年，国家卫生计生委联合六部委印发《分级诊疗试点工作考核评价实施方案》，首次提出了分级诊疗试点工作考核评价指标。该评价体系分为分级诊疗服务体系、分级诊疗运行机制、分级诊疗实施效果三个层面，评价的具体指标中涵盖了"医疗资源配置情况""区域医疗资源共享情况""医联体建设"等和医疗资源整合相关的内容。但该评价指标在具体数据方面只关注了双向转诊涉及的基层医疗机构首诊、慢性病管理及双向转诊等数据。

2018年，国家卫生健康委发布了《医疗联合体综合绩效考核工作方案（试行）》，建立了针对卫生行政部门和医联体两个层面的医联体综合绩效考核指标体系，针对行政部门考核的指标体系包括4个一级指标、18个二级指标、39个三级指标，考核重点是卫生行政部门关于医联体的统筹实施、协同发展制度的制定、

医疗信息化的技术支撑、医疗服务指标的改善等。针对医联体内各医疗机构的考核体系基本相同，包括5个一级指标、18个二级指标、37个三级指标；考核对象为医联体牵头单位和下属各成员单位；核心是医联体内各医疗单位资源共享情况及医疗服务利用效率情况；主要包括医联体运行机制、医联体内分工协作、区域资源共享、技术辐射作用和可持续发展。

2020年，国家卫生健康委印发《紧密型县域医疗卫生共同体建设评判标准和监测指标体系（试行）》，建立了紧密型县域医疗卫生共同体的建设评判标准和监测指标体系。评判标准包括责任共同体、管理共同体、服务共同体、利益共同体4个方面，监测指标体系包括4个一级指标、26个二级指标。

石晗在《上海市金山区医疗资源整合效果评价研究》中运用"结构—过程—结果"理论，结合上海市金山区医疗资源整合的实际，提出了上海市金山区医疗资源整合评价指标体系，包括3个一级指标、8个二级指标和20个三级指标。①

北京大学中国卫生发展研究中心团队构建了我国以人为本整合型医疗卫生服务体系的设计框架，为有效推动框架落实，将各构成部分的内涵和支撑体系转化为可测量的指标和具体行动的方向，基于"投入—过程—产出—影响"结构，从支撑体系建设、以人为本的整合型卫生服务体系的组成、以人为本整合型医疗卫生服务的提供、以人为本整合型医疗卫生服务体系的健康产出4个维度，构建了以人为本整合型医疗卫生服务体系的指标体系，为各地开展体系评估提供了直接的工具和抓手。

三、对青岛市整合型医疗卫生服务体系评价指标体系的初步探索

本研究报告评价指标体系主要借鉴北京大学中国卫生发展研究中心团队指标体系（见附表1），根据国家发布相关文件指标、相关文献研究，结合青岛市实际，对整合型医疗卫生服务体系评价指标体系进行了初步探索。

---

① 石晗. 上海市金山区医疗资源整合效果评价研究［D］. 上海：上海交通大学，2019.

附表1　整合型医疗卫生服务体系评价指标体系

一级指标	内涵	二级指标	内涵	三级指标
PCIC优质高效医疗卫生服务体系（第一维度）	以基层医疗卫生机构发展为核心，以提供预防服务为优先，通过整合连续的服务模式和公众动员，提升医疗卫生服务的质量、效率和公平	整合连续	通过分级诊疗制度、多学科团队合作，医务人员融合服务提供、改善服务全流程管理、实现服务无缝衔接	建立了基层和医院之间的双向转诊制度
				基层医疗机构上转人数、上级医疗机构下转人数
				上、下级医院间共享号源，互认检验结果，共享药品目录
				至少有针对一种病的不同医疗卫生机构之间标准化服务规范和流程
				有关于糖尿病预防诊治在不同医疗机构职分划分的标准化服务指南
				近一周基层医生和公共卫生人员有就某糖尿病患者的治疗和管理工作
				近一周医院有医生为患者预约其他科室的门诊或检查
				基层与医院有组成纵向整合的共同体
				县域医疗联合体实现了"六统一"
				医疗机构和专业公共卫生机构有组成横向整合的服务联合体
				近一个月专业公共卫生机构人员参与县域医联体议事协调或议事活动的次数
				患者可以通过基层预约上级医院的就诊
				医院能够看到基层诊断和治疗相关信息
				基层能够看到医院诊断和治疗相关信息
				家庭医生团队或医疗机构中有负责患者转诊和信息对接的人员，例如服务协调员或病员或管理员

续表

一级指标	内涵	二级指标	内涵	三级指标
PCIC优质高效医疗卫生服务体系（第一维度）	以基层医疗卫生机构为核心，以发展为优先，提供预防服务为优先，通过整合连续的服务模式和公众的服务活动，提升医疗卫生服务的质量、效率和公平	预防为主	健康评估是基础，健康教育是手段，健康促进是手段和结果	基层或相关健康部门开展社区群体疾病风险因素识别的评估活动
				对覆盖地区居民根据疾病风险进行分层
				居民健康素养水平
				近一年有根据社区诊断开展的本社区针对性干预活动
				近一周基层有医生参与正式的健康教育活动
				医生在预防性服务上的绩效纳入考核
		基层核心	提供以基层首诊为手段，全科医生团队服务为载体，社区和家庭为导向的服务模式，筹资、支付、人力、信息体系建设向基层倾斜	建立了基层首诊制
				基层医疗卫生机构诊疗量占比
				2周内居民患病首选基层医疗机构的比例
				建立了家庭医生签约制度
				家庭医生团队平均人数
				家庭医生团队数量
				家庭医生团队组织中有多学科团队的合作
支撑体系（第二维度）	通过管理、筹资、人力、信息系统的建设支撑以人为本整合型医疗卫生服务体系	管理	以健康促进为导向，强化问责的管理组织变革	成立了协调基层和不同级别医疗机构的跨部门机构
				有不同服务机构监管部门的重组或整合
				专业公共卫生机构加入医联体
				健康融入所有政策的文件由多部门联合发布
				教育部门将健康教育加入教学内容

续表

一级指标	内涵	二级指标	内涵	三级指标
支撑体系（第二维度）	通过管理、筹资、人力、信息系统的建设支撑以人为本的整合型医疗卫生服务体系	筹资	调整卫生筹资模式和统筹层次，以引导服务整合，预防为主和以基层为核心	基本公共卫生均等化经费收入占基层总收入的比例
				财政对基层投入和医院投入比例（最近一年和一年前）
				有基层和医院不同医保报销比例的制度安排
				医疗保险在基层医疗卫生机构与医院分别报销比例
				有医疗保险经费和财政经费的组合或统筹支付
				开展医保对医联体内各层级医疗机构捆绑支付
				医保服务包覆盖预防性服务的内容
				进行居民医保和职工医保的整合
		人力	提高卫生技术人员提供预防和整合服务的意识和能力，改善基层卫生人员的能力与地位	每千人口全科医师数
				每千人口公共卫生医师数
				有针对公共卫生专业人员进修的安排和培养制度
				有给基层配备非正式服务人员（社区卫生工作者、志愿者、社区干部）的制度
				基层卫生技术人员在区域卫生技术人员总数中的比例
				基层医务人员去上级医院进修的人次数

续表

一级指标	内涵	二级指标	内涵	三级指标
支撑体系（第二维度）	通过管理、筹资、人力、信息系统的建设支撑以人为本整合型医疗卫生服务体系	信息系统	实现信息系统整合、连续、发挥基层卫生信息系统的作用，患者主动运用现代通信技术参与健康生产	基层有电话、网络或者APP就诊预约服务
				医院有电话、网络或者APP就诊预约服务
				近一日基层使用网络、电话、APP等方式就诊预约服务的比例
				近一日医院使用网络、电话、APP等方式就诊预约服务的比例
				基层和医院的转诊通过信息系统实现
				实现区域内电子健康档案和电子病历对接
				有支撑基层的远程医疗（影像、检查和会诊）系统
				近一日基层医疗卫生机构使用远程医疗（影像、检查和会诊）的例数
				开发和使用居民参与自我健康管理的APP
				居民可查看自己的健康档案
服务利用（第三维度）	人民群众获得优质、有效、连续的医疗卫生服务	风险控制、预防为主	得到主要由基层卫生机构提供的针对主要健康风险因素的预防服务	"两癌"的筛查率
				35岁以上居民过去一年的血脂检测率
				15岁以上人群的吸烟率
				慢性病过早死亡率
				65岁以上老年人流感疫苗接种率

续表

一级指标	内涵	二级指标	内涵	三级指标
服务利用（第三维度）	人民群众获得优质、有效、连续的医疗卫生服务	基层为核、整合连续	得到稳定的服务提供者的服务	居民报告家庭医生签约率
				居民报告基层首诊比例
				居民认为可以从基层家庭医生处获得营养或膳食指导的比例
				患者报告在咨询家庭医生/其他医务人员时接受药物副作用的比例
				转诊患者CT/核磁检查等待时间
				转诊患者的住院等待时间
				患者报告在工作时间有途径快速联系到基层相关医务人员的比例
服务结果（第四维度）	人民群众的健康和满意程度从从优质高效医疗卫生服务体系建设中得以体现	健康水平	提升整体健康水平	管理的糖尿病患者的血糖控制率
				5岁以下儿童死亡率
		风险保护	服务利用可负担性	城乡居民达到《国民体质测定标准》合格以上人数的比例
				个人自付卫生费用支出占居民平均收入的比例
				人均医疗卫生费用支出占居民平均收入的比例
		健康公平	缩小健康差距	城乡糖尿病患者血糖控制率的差距
				城乡5岁以下儿童死亡率的差距
		满意度	人民群众对卫生与健康体系的满意度	对基层家庭医生服务的满意度
				对基层服务与医院服务之间衔接的满意度

注：引自北京大学中国卫生发展研究中心《以人为本的整合型医疗卫生服务体系制度框架和政策体系研究报告》。

附录二
公立医院高质量发展指标体系构建

公立医院是医疗卫生领域的主力军和主阵地，是卫生健康事业快速、有序发展的重要保证。公立医院高质量发展是实现"十四五"卫生健康发展规划和国民经济和社会发展规划的重要保障，是布局高品质、智慧化的整合型医疗卫生服务体系的重要环节。为进一步明确公立医院高质量发展内涵，推动构建优质高效的整合型医疗卫生服务体系，本研究对公立医院高质量发展的指标体系进行构建。

一、指标构建目的

通过对国家、山东省政策文件的梳理，全面梳理政策内涵和外延，明确界定公立医院高质量发展的具体要求，配合青岛市整体发展战略，确定符合青岛市特色的公立医院高质量发展的准确定位。通过建立科学、完善的指标体系，明确发展目标，厘清各方责任和工作任务，规范政策实施，也有利于强化监督监管，确保有效推动青岛市公立医院高质量发展进程。引导公立医院发展方式从规模扩张转向提质增效，运行模式从粗放管理转向精细化管理，资源配置从注重物质要素转向更加注重人才技术要素，为更好地提供优质高效的医疗卫生服务、防范重大疫情、化解突发公共卫生风险、建设健康中国提供有力支撑。

二、指标设计思路

基于《关于推动公立医院高质量发展的意见》，从新体系、新动力、新文化、新趋势、新效能、党建六个方面构建青岛市公立医院高质量发展评价指标体系；基于创新、协调、绿色、开放、共享五大发展理念构建评价指标体系；建立区域、三级医院、二级医院三套评价指标体系。以客观定量指标为主，围绕坚持党的建设、构建新体系、引领新趋势、提升新效能、激活新动力、建设新文化，构建"1（党的建设）+5（5个新）"形式的指标体系。

三、咨询专家的选取及问卷设计

本研究通过德尔菲法（Delphi method）对相关文献资料进行整理，对公立医院高质量发展的评价体系进行拟定，然后设计调查问卷并将问卷发送给本领域的专家，请其指导，根据专家的反馈意见对指标进行修改、删除，进行信息反馈，使指标与专家的意见趋向一致，从而确保预测的准确率。使用这种方法能够保证问卷调查的匿名性、信息反馈性、专业性和科学性。这种方法在多个领域都得到了广泛的应用。

（一）咨询专家的选择

专家入选条件：有本科及以上学历；从事医院管理、卫生行政管理实践的研究者，医疗从业人员，工作年限超过5年；具有医院管理、卫生政策相关理论基础与实践经验；能给予本研究相关指导性建议。

（二）调查问卷设计

调查问卷的合理性决定了调查效果的合理性。开展2~3轮问卷咨询，每份问卷均由两部分构成。第一部分是专家基本情况，可掌握专家的基本信息，便于对指标中的关键信息进行沟通和讨论；第二部分是指标重要程度的评价，从而初步建立评价体系。

1.调查问卷的信度检验

信度指所得结果具备的一致性水平。在对信度进行检验方面，运用较多的为克朗巴哈系数法，即α系数。当该系数对应数值不同时，代表不同的信度水平，二者的对应关系为$\alpha > 0.7$表明专家咨询问卷具有较高的信度。

2.调查问卷的效度检验

内容效度检验是最为核心的一种效度检验方式，是指通过理论基础知识和实践经验对问卷中涉及的条目进行检测，并对其分配比例是否合理进行检验的一种效度检验方式。

四、评价指标的筛选

（一）咨询专家构成

本次邀请专家的数量为30人，其中10人专门针对行政管理及指导，10人日常从事的工作为医院管理，10人为医疗从业人员。通过实地调研、开会、邮件与其进行交流，并咨询相关问题。

（二）指标筛选及权重设计

经过德尔菲法专家咨询，在根据专家意见对指标框架和具体指标进一步完善的基础上，利用层次分析法给评价指标设置权重。其中，三级公立医院高质量发展评价指标体系中二级指标共32个，其中组合权重高于0.05的指标是科室主任中党员数量占比、在岗高级职称卫生技术人员中党员数量占比、医疗服务收入（不含药品、耗材、检查检验）占医疗收入的比例、政府投入占比、职工满意度、门诊患者满意度、住院患者满意度；二级公立医院高质量发展评价指标体系中二级指标共26个，其中组合权重高于0.05的指标是科室主任中党员数量占比、向乡镇卫生院、社区、慢性病医疗机构下转的患者占比、在岗卫生技术人员中党员数量占比、职工满意度、门诊患者满意度、住院患者满意度；区县推进公立医院高质量发展评价指标二级指标共27个，其中组合权重高于0.05的指标是党委领导下的院长负责制落实情况、县域内住院量占比、基层医疗卫生机构门诊量占总诊疗量的比例、政府投入占比。详见附表2至附表4。

附表2　三级公立医院高质量发展评价指标体系组合权重

一级指标	二级指标	权重	组合权重
A1党的建设 0.293	B1在岗高级职称卫生技术人员中党员数量占比	0.20	0.058 6
	B2科室主任中党员数量占比	0.80	0.234 4
A2新体系 0.081	B3下转的患者占比（门诊、住院）	0.313	0.025 4
	B4向基层医院派出专业技术/管理人才的人次	0.219	0.017 7
	B5远程会诊人次	0.219	0.017 7
	B6门诊预约率	0.082	0.006 6
	B7门诊患者人次与出院人次比	0.082	0.006 6
	B8中医类执业（助理）医师占医院执业（助理）医师的比例	0.082	0.006 6
A3新趋势 0.171	B9省级及以上重点学科、特色专科数量	0.194	0.033 2
	B10每百名卫生技术人员科研项目经费金额	0.043	0.007 4
	B11每百名卫生技术人员科技成果转化金额	0.122	0.020 9
	B12出院患者四级手术占比	0.086	0.014 7
	B13出院患者微创手术占比	0.081	0.013 9
	B14日间手术占比	0.094	0.016 1
	B15 CMI值	0.094	0.016 1

一级指标	二级指标	权重	组合权重
A3新趋势 0.171	B16低风险组病例死亡率	0.250	0.042 8
	B17中医院门诊和出院患者中药饮片使用率	0.035	0.006 0
A4新效能 0.112	B18医师日均担负住院床日数	0.132	0.014 8
	B19医师年均担负手术人次（含日间手术）	0.069	0.007 7
	B20床位使用率	0.155	0.017 4
	B21平均住院日	0.155	0.017 4
	B22收支结余率	0.040	0.004 5
	B23资产负债率	0.096	0.010 8
	B24管理费用占公立医院业务支出的比例	0.072	0.008 1
	B25百元医疗收入成本	0.150	0.016 8
	B26门诊住院次均费用增幅	0.133	0.014 9
A5新动力 0.171	B27医疗服务收入（不含药品、耗材、检查检验）占医疗收入的比例	0.429	0.073 4
	B28政府投入占比	0.429	0.073 4
	B29人员经费占比	0.143	0.024 5
A6新文化 0.171	B30职工满意度	0.333	0.056 9
	B31门诊患者满意度	0.333	0.056 9
	B32住院患者满意度	0.333	0.056 9

附表3　二级公立医院高质量发展评价指标组合权重

一级指标	二级指标	权重	权重组合
A1党的建设 0.309	B1在岗卫生技术人员中党员数量占比	0.200	0.061 8
	B2科室主任中党员数量占比	0.800	0.247 2
A2新体系 0.170	B3向乡镇卫生院、社区、慢性病医疗机构下转的患者占比	0.423	0.071 9
	B4通过双向转诊渠道从基层上转的住院患者占比	0.227	0.038 6
	B5向乡镇卫生院等派出专业技术/管理人才的人次	0.227	0.038 6

一级指标	二级指标	权重	权重组合
A2新体系 0.170	B6中医类执业（助理）医师占医院执业（助理）医师的比例	0.123	0.020 9
A3新趋势 0.081	B7市级及以上重点学科、特色专科数量	0.181	0.014 7
	B8出院患者三四级手术占比	0.071	0.005 8
	B9出院患者微创手术占比	0.100	0.008 1
	B10 CMI值	0.109	0.008 8
	B11低风险组病例死亡率	0.414	0.033 5
	B12中医院门诊和出院患者中药饮片使用率	0.125	0.010 1
A4新效能 0.169	B13医师日均担负住院床日数	0.071	0.012 0
	B14医师日均担负门诊人次	0.071	0.012 0
	B15床位使用率	0.215	0.036 3
	B16收支结余率	0.053	0.009 0
	B17资产负债率	0.111	0.018 8
	B18管理费用占公立医院业务支出的比例	0.111	0.018 8
	B19百元医疗收入成本	0.215	0.036 3
	B20门诊住院次均费用增幅	0.153	0.025 9
A5新动力 0.103	B21医疗服务收入（不含药品、耗材、检查检验）占医疗收入的比例	0.429	0.044 2
	B22政府投入占比	0.429	0.044 2
	B23人员经费占比	0.143	0.014 7
A6新文化 0.169	B24职工满意度	0.333	0.056 3
	B25门诊患者满意度	0.333	0.056 3
	B26住院患者满意度	0.333	0.056 3

附表4 区县推进公立医院高质量发展评价指标组合权重

一级指标	二级指标	权重	权重组合
A1党的建设 0.281	B1党委领导下的院长负责制落实情况	0.833	0.234 1
	B2在岗高级职称卫生技术人员中党员数量占比	0.167	0.046 9
A2新体系 0.224	B3慢病平均死亡年龄	0.119	0.026 7
	B4县域内住院量占比	0.440	0.098 6
	B5基层医疗卫生机构门诊量占总诊疗量的比例	0.285	0.063 8
	B6建立健全分级分层分流的重大疫情救治体系	0.156	0.034 9
A3新趋势 0.124	B7市级及以上重点学科、特色专科数量	0.110	0.013 6
	B8每百名卫生技术人员科技成果转化金额	0.039	0.004 8
	B9三级医院出院患者四级手术占比	0.253	0.031 4
	B10二级医院出院患者手术占比	0.110	0.013 6
	B11二、三级医院CMI值	0.074	0.009 2
	B12低风险组病例死亡率	0.340	0.042 2
	B13中医院门诊和出院患者中药饮片使用率	0.074	0.009 2
A4新效能 0.124	B14医师日均担负门诊人次	0.083	0.010 3
	B15床位使用率	0.126	0.015 6
	B16平均住院日	0.290	0.036 0
	B17实现收支平衡的医院占比	0.119	0.014 8
	B18资产负债率	0.063	0.007 8
	B19管理费用占公立医院费用总额的比例	0.119	0.014 8
	B20门诊住院次均费用增幅	0.199	0.024 7
A5新动力 0.124	B21医疗服务收入（不含药品、耗材、检查检验）占医疗收入的比例	0.309	0.038 3
	B22政府投入占比	0.435	0.053 9
	B23非流动性负债公立医院占比	0.106	0.013 1
	B24人员经费占比	0.150	0.018 6

一级指标	二级指标	权重	权重组合
A6新文化 0.124	B25职工满意度	0.200	0.024 8
	B26门诊患者满意度	0.400	0.049 6
	B27住院患者满意度	0.400	0.049 6